U0366603

宁夏食源性疾病
暴发事件案例汇编

CASE COMPILATION OF FOODBORNE DISEASE OUTBREAKS IN NINGXIA

张银豪　编著

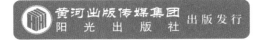

黄河出版传媒集团　出版发行
阳　光　出　版　社

图书在版编目（CIP）数据

宁夏食源性疾病暴发事件案例汇编 / 张银豪编著
. —— 银川：阳光出版社，2022.12
　　ISBN 978-7-5525-6728-1

　　Ⅰ．①宁… Ⅱ．①张… Ⅲ．①食源性疾病－安全事故
－案例－宁夏 Ⅳ．①R595.7

中国国家版本馆CIP数据核字（2023）第032035号

宁夏食源性疾病暴发事件案例汇编　　　　　　　　张银豪　　编著

责任编辑	马　晖
封面设计	黄　容
责任印制	岳建宁

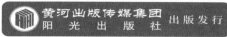

出 版 人	薛文斌
地　　址	宁夏银川市北京东路139号出版大厦（750001）
网　　址	http://www.ygchbs.com
网上书店	http://shop129132959.taobao.com
电子邮箱	yangguangchubanshe@163.com
邮购电话	0951-5047283
经　　销	全国新华书店
印刷装订	宁夏润丰源印业有限公司
印刷委托书号	（宁）0025149

开　　本	787mm ×1092mm　1/16
印　　张	7
字　　数	100千字
版　　次	2023年1月第1版
印　　刷	2023年1月第1次印刷
书　　号	ISBN 978-7-5525-6728-1
定　　价	58.00

序

人类的生存与发展离不开健康的食品，食品安全对于个人、国家和社会的发展都具有重要意义。食品安全关系着每个公民的身体健康与生命安全，也关系着每一个人的全面发展和幸福生活，更关系着消费者的信心、经济的发展和社会的稳定。

食源性疾病暴发事件报告是各级疾病预防控制中心的法定职责，任何单位和个人不得以可能影响创建卫生城市、卫生健康行政部门绩效考核等原因干扰或影响依法报告；各级卫生健康行政部门应协调同级食品安全监管部门，保证调查信息的完整性和报告的及时性；各级疾病预防控制中心应严格按照流行病学调查结果进行报告，确保信息客观、准确、科学，流行病学调查报告中有关事实的认定和证据要符合有关法律、标准和规范的要求，防止主观臆断。

宁夏自 2006 年开始食源性致病菌监测工作，2010 年起增加了食品中化学污染物和食源性疾病暴发事件(包括食物中毒)的监测内容，全面落实国家食品安全风险监测工作。2012 年启动了食源性疾病监测工作，从最初的 10 家哨点医院，扩大到了现在的 494 家上报病例信息的医疗机构、15 家主动监测哨点医院，逐步构建起主动监测与被动监测互为补充的食源性疾病监测、预警与控制体系。通过监测体系对个案病例信息进行采集、汇总和分析，及时发现食源性聚集性病例，为食品安全隐患的早期识别、预警和防控提供了支持。

为了提高和规范宁夏食源性疾病暴发事件处置的能力和水平，为基层人员培训和食源性疾病暴发事件现场流行病学调查提供参考，本书对宁夏 2010—2020 年报告的食源性疾病暴发事件进行了汇总分析，通过典型事件调查和归因分析，找到这些事件背后的"共同特征"，对调查的思路进行梳理，为同类事件处置提供借鉴，促进应急处置能力提升，保护人群的健康。

由于编者水平有限，本书不妥之处，敬请批评指正！

编者

2021 年 4 月

编 委 会

目　录

概　况

2010—2020 年宁夏食源性疾病暴发事件概述

　　食源性疾病暴发监测是通过对流行病学调查确认的食源性疾病暴发信息的收集和归因分析，掌握食源性疾病暴发的高危食品和危险因素，为政府部门制定和调整食源性疾病防控策略提供科学依据。监测内容为所有发病人数在 2 人及以上或死亡 1 人及以上的食源性疾病暴发。本资料来源于 2010—2020 年宁夏 24 家市、县(区)疾病预防控制中心通过国家食源性疾病暴发系统报告的事件，所有事件均经过市、县(区)疾病预防控制中心调查核实。

　　一、基本情况

　　宁夏自 2012 年启动食源性疾病监测网络报告系统后，食源性疾病暴发事件呈"波动性"上升，与落实疾病预防控制中心负责制度、哨点医院医生有偿上报制度等措施密切相关，食源性疾病监测网络报告系统的敏感性不断增加是宁夏食源性疾病暴发起数上升的主要原因。从各年份报告数据看，2015 年发病人数最多，为 550 人；2018 年事件报告起数最多，为 53 起（表 0-1）。

表 0-1　2010—2020 年宁夏食源性疾病暴发事件发生情况

年份	事件		发病		住院		死亡人数
	起数	构成比/%	人数	构成比/%	人数	构成比/%	
2010	4	1.37	12	0.51	12	1.23	0
2011	6	2.05	99	4.17	84	8.60	1
2012	11	3.75	126	5.31	114	11.67	0
2013	19	6.48	165	6.95	98	10.03	0
2014	17	5.80	124	5.23	79	8.09	3
2015	42	14.34	550	23.18	175	17.91	0
2016	30	10.24	195	8.22	43	4.40	0
2017	39	13.31	406	17.11	97	9.93	2
2018	53	18.09	259	10.91	98	10.03	2

年份	事件		发病		住院		死亡人数
	起数	构成比/%	人数	构成比/%	人数	构成比/%	
2019	25	8.53	187	7.87	100	10.23	0
2020	47	16.04	250	10.54	77	7.88	1
合计	293	100.00	2373	100.00	977	100.00	9

二、地区分布

银川市上报事件数最多，固原市上报事件数最少。各地上报食源性疾病暴发事件的差异较大，可能受各地医疗机构诊疗水平和上报意识的影响，不排除存在漏报的现象（表0-2）。

表0-2　2010—2020年宁夏食源性疾病暴发事件地区分布情况

地区	事件		发病		住院		死亡人数
	起数	构成比/%	人数	构成比/%	人数	构成比/%	
银川市	109	37.20	971	40.91	316	32.34	3
石嘴山市	40	13.65	143	6.03	42	4.30	1
吴忠市	84	28.67	760	32.02	313	32.04	3
固原市	12	4.10	177	7.45	120	12.28	1
中卫市	48	16.38	322	13.59	186	19.04	1
合计	293	100.00	2373	100.00	977	100.00	9

三、时间分布

宁夏食源性疾病暴发事件呈现明显的季节性，第二季度发生起数最多，占事件数的38.91%(114/293)，发病人数和住院人数也最多。这与夏季温度过高，微生物易于生长繁殖，食品容易腐败变质，食用凉拌菜较多有关（表0-3）。

表 0-3 2010—2020 年宁夏食源性疾病暴发事件时间分布情况

季度	事件		发病		住院		死亡人数
	起数	构成比/%	人数	构成比/%	人数	构成比/%	
一季度	26	8.87	238	10.03	56	5.73	3
二季度	114	38.91	999	42.10	361	36.95	0
三季度	107	36.52	663	27.94	293	29.99	5
四季度	46	15.70	473	19.93	267	27.33	1
合计	293	100.00	2373	100.00	977	100.00	9

四、场所分布

发生场所主要集中在家庭，占事件数的 52.56%(154/293)，与家庭的食品安全意识淡薄有关，案板刀具生熟混用，加工贮存食物生熟不分；宾馆饭店发生起数位居第二，占事件数的 15.70%(46/293)，需加强食品从业人员良好卫生操作规范的培训，强化对餐饮食品制作、储存、销售等环节的监督管理；有 6 起食源性疾病事件发生在农村宴席，发病 155 人，与农村宴席举办时食品加工场所狭小、拥挤，无法区分清洁区和非清洁区，容易造成交叉污染有关（表 0-4）。

表 0-4 2010—2020 年宁夏食源性疾病暴发事件发生场所分布情况

场所	事件		发病		住院		死亡人数
	起数	构成比/%	人数	构成比/%	人数	构成比/%	
家庭	154	52.56	772	32.53	423	43.30	9
宾馆饭店	46	15.70	435	18.33	91	9.31	0
单位食堂	21	7.17	184	7.75	65	6.65	0
农村宴席	6	2.05	155	6.53	92	9.42	0
学校	15	5.12	467	19.68	201	20.57	0
送餐	4	1.36	52	2.19	14	1.43	0
快餐店	6	2.05	28	1.18	3	0.31	0
食品店	13	4.44	59	2.49	13	1.33	0
街头摊点	4	1.37	12	0.51	3	0.31	0
其他	24	8.18	209	8.81	72	7.37	0
合计	293	100.00	2373	100.00	977	100.00	9

五、致病因素分布

食源性疾病暴发事件中不明原因占总起数的 47.78%(140/293)；其次是微生物及其毒素，占总起数的 24.23%(71/293)；化学性中毒发生最少，占总起数的 4.78%(14/293)。不明原因的食源性疾病暴发事件比例较高，究其原因可能：一是发生食源性疾病暴发事件的责任单位没有保留导致事件发生的食品及其原料；二是个别食源性疾病暴发事件患者卫生安全意识不强，没有在食源性疾病暴发事件发生后的第一时间向有关部门报告，导致剩余食品、呕吐物、排泄物采集不到；三是各级疾控机构在食源性疾病暴发事件的调查处置和实验室检测能力等方面还存在不足；四是医疗机构接诊医生的食源性疾病上报意识有待提高（表 0-5）。

表 0-5　2010—2020 年宁夏食源性疾病暴发事件病因分类

病因类型	事件		发病		住院		死亡人数
	起数	构成比/%	人数	构成比/%	人数	构成比/%	
不明因素	140	47.78	685	28.87	156	15.97	1
微生物及其毒素	71	24.23	1221	51.45	556	56.91	2
有毒动植物及其毒素类	68	23.21	319	13.44	149	15.25	3
化学污染物	14	4.78	148	6.24	116	11.87	3
合计	293	100	2373	100	977	100	9

六、工作措施

加强食源性疾病暴发事件报告工作，减少瞒报、漏报等现象的发生。卫生健康部门做好宣传、监测、流行病学调查、实验室检测；市场监管部门做好宣传、监管等工作。各部门之间加强信息沟通，共同提高公众对食品安全的认识水平。

在食源性疾病高发季节来临之前，加强对食品生产经营者及从业人员食源性疾病暴发事件危害及预防相关知识的培训。同时，为提高人民群众对食品安全的关注和认识水平，充分利用网络、广播、电视、宣传栏等多种形式开展宣传教育工作，最大限度地减少食源性疾病暴发事件的发生。

为防止家庭食源性疾病暴发事件，各社区应对家庭成员进行食品卫生安全教育，让家庭成员掌握 WHO 倡导的保持清洁、生熟分开、确保将食物做熟、保存食物的安全温度、使用安全的水和原料等食品安全五大要点。

　　针对目前宁夏不明原因食源性疾病暴发事件较多的情况，应加大投入，提高各级疾控机构食源性疾病调查处置和实验室检测能力，为食源性疾病的鉴别、诊断提供有力的技术支撑；市场监管部门在日常监管中督促各餐饮单位及单位食堂做好食物留样工作，发生食源性疾病暴发事件时协助疾控部门开展现场流行病学调查和样品采集等工作。

第一章　细菌性

2010-2020 年宁夏沙门氏菌引起的食源性疾病暴发事件分析

　　沙门氏菌是造成我国细菌性食源性疾病暴发事件最常见的致病菌，近几年一直占全国微生物性食源性疾病事件的首位。肠炎沙门氏菌是导致沙门氏菌食源性疾病暴发事件最常见的血清型之一。对宁夏 2010—2020 年报告的 31 起沙门氏菌污染引起的食源性疾病事件进行统计分析发现，肠炎沙门氏菌占 14 起，未分型沙门氏菌有 13 起，鼠伤寒沙门氏菌 2 起，波那雷恩沙门氏菌、肯塔基沙门氏菌各 1 起。肠炎沙门氏菌是宁夏近年来沙门氏菌引起的食源性疾病暴发事件的主要血清型。

　　鸡蛋、禽畜肉类及其制品是传播沙门氏菌常见的食物载体。杨保伟等研究的陕西省西安、杨凌和宝鸡地区超市、农贸市场中鸡肉沙门氏菌的检出率高达 69.9%。鸡肉制品污染引起的沙门氏菌食源性疾病暴发事件在宁夏时有发生，均发生在家庭，且主要发生在农村地区。

一、年份分布

　　对宁夏 2010—2020 年报告的 31 起沙门氏菌污染引起的食源性疾病暴发事件进行分析，2015 年报告起数最多，发病人数也最多，2010 年、2019 年无报告（表 1-1）。

表 1-1　2010—2020 年宁夏沙门氏菌污染引起的食源性疾病暴发事件

发生年份	起数	发病人数	死亡人数
2010	0	0	0
2011	2	71	1
2012	1	12	0
2013	2	41	0
2014	3	23	0
2015	6	199	0
2016	2	30	0
2017	4	104	0

发生年份	起数	发病人数	死亡人数
2018	5	54	0
2019	0	0	0
2020	6	53	1
合计	31	587	2

二、地区分布

宁夏有 15 个县（区）发生沙门氏菌食源性疾病暴发事件，西吉县和同心县上报起数最多，均为 5 起（图 1-1）。

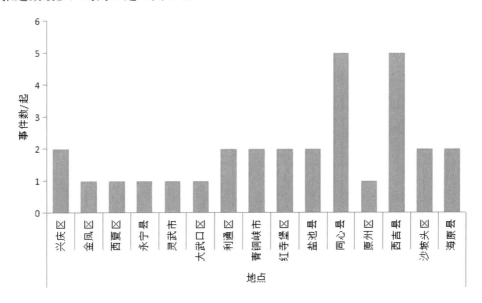

图 1-1 2010—2020 年宁夏沙门氏菌污染引起的食源性疾病暴发事件地区分布图

三、月份分布

4—11 月均有报告，5 月份报告事件数最多，发病人数也最多（表 1-2）。

表 1-2 2010—2020 年宁夏沙门氏菌污染引起的食源性疾病暴发事件月份分布

发生月份	起数	发病人数	死亡人数
4	7	85	0
5	11	300	1
6	1	28	0
7	4	27	0
8	2	8	0
9	2	85	1
10	2	23	0
11	2	31	0
合计	31	587	2

四、临床症状

31 起沙门氏菌引起的食源性疾病暴发事件中患者出现腹泻、腹痛、发热症状比例较高（表 1-3）。

表 1-3 2010—2020 年宁夏沙门氏菌污染引起的食源性疾病暴发事件病例临床症状分布（n=587）

症状	人数	比例/%
腹泻	538	91.65
腹痛	466	79.39
发热	403	68.65
恶心	352	59.97
呕吐	301	51.28
头痛	227	38.67
头晕	225	38.33
浑身酸痛	26	4.43
昏迷	1	0.17
嗜睡	1	0.17

五、工作措施

肠炎沙门氏菌在外环境中的生存力较强，肉类食物被沙门氏菌污染的机会很多，烹调后的熟制品也可再次受到带菌容器、烹调工具等的污染，也可由食品从业人员带菌直接或间接通过食物链感染人。市场监管部门应切实加强对餐饮行业的卫生监督管理，特别是要加强农村家庭聚餐的监管和指导（聚餐报备）。各级疾控部门应广泛宣传食源性疾病的危害和预防知识，推进全民健康教育，特别是加强村医培训，提高防控细菌性食源性疾病的意识和能力，对村民开展食品卫生知识宣传教育，有效防止病原菌的污染，减少细菌性食源性疾病暴发事件的发生。

案例一 一起家庭聚餐引起的食源性疾病暴发事件调查

2013 年 5 月 6 日 9:40，宁夏疾病预防控制中心接到宁夏卫生厅通知，要求协助宁夏食品药品监督管理局对同心县韦州镇马庄村一起疑似食源性疾病事件开展现场调查。宁夏疾病预防控制中心立即组织应急专家组赶赴同心县开展流行病学调查工作。调查人员分两组，一组到吴忠市人民医院、韦州中心卫生院进行病例个案调查，对主治大夫进行访谈，查看病例的辅助检查结果，采集生物样本；另外一组到康某家中进行食品卫生学调查，采集环境样本、剩余食物样本。

一、基本情况

2013 年 5 月 3 日，韦州镇马庄村村民康某家中盖羊舍，家中亲戚 36 人帮忙。5 月 3 日 11:00，康某妻子在下马关镇采购了 3 只已经去毛的生鸡用食品袋包装带回，当日 23:00 将生鸡切块煮熟，放置在盆内备第二天食用。5 月 4 日 14:00，在家中自制凉粉木耳烩菜与鸡肉，家人及帮忙人员均在康某家中用餐，共同就餐 41 人。5 月 4 日 22:00，有就餐者陆续出现不同程度的发热、恶心、呕吐、腹痛、腹泻等症状。截至 5 月 6 日 8:00，累计发病 37 人，其中，男性 16 人、女性 21 人，年龄分布在 2~77 岁。该村未发现相似病例。

二、流行病学调查

（一）韦州镇马庄村水源调查

村民在统一的集中供水点将水运到家里后，储存在自家的水窖中，用时从水窖中提取。

（二）集贸市场摊点调查

当地工商部门对康某家购买鸡的摊点调查显示，该摊点位于韦州镇集贸市场，所买的活鸡均从附近村民家收购，只售卖活鸡。5 月 3 日共出售 40 只鸡，除康某家购买的 3 只鸡外，未收到其他任何不良反应事件反馈。

（三）病例定义

5月4日在康某家中食用午餐，出现腹泻（≥3次/24 h，且粪便性状改变）、发热、恶心、呕吐、腹痛等2种症状及以上者。

（四）病例搜索

根据病例定义，走访村卫生室、乡卫生院，截至调查时间未发现新发病例。

（五）临床表现

所有患者临床症状体征相似，以急性胃肠道症状为主，主要为腹泻、恶心、脐周阵发性腹痛、发热等症状（表1-4）。

表1-4　病例临床症状分布（n=37）

症状	人数	比例/%
腹泻	30	81.08
恶心	27	72.97
腹痛	21	56.76
发热	17	45.95
呕吐	12	32.43
头痛	11	29.73
头晕	10	27.03

首发病例康某，男，40岁，5月4日22:00发病，出现恶心、呕吐（6次/24h）、腹痛、腹泻（12次/24h），水样便。5月5日15:00在韦州中心卫生院就诊，给予头孢呋辛钠、西咪替丁、氯化钾、维生素C和维生素 B_6 治疗，病情好转。

症状严重者的发病情况：3例症状严重者均出现剧烈的腹痛、呕吐和频繁的腹泻，并有里急后重感，体温最高达到40℃。1例腹泻严重病例一天达到15次以上，为黄色水样便，另外2例患者陈述为黄绿色水样便。

（六）潜伏期

37名患者中最早发病时间为4日22:00，最晚发病为6日8:00。潜伏期最短8h，最长42h，平均潜伏期16h。发病高峰时间为5日3:00—6:00，共发病19例，占51.35%（图1-2）。

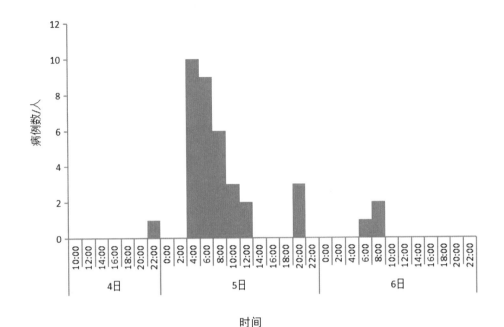

图 1-2 马庄村村民发病时间流行曲线

（七）午餐食谱

主食为米饭，烩菜（粉条、木耳、凉粉）、鸡肉。

（八）进食状况

不管是否进食烩菜，只要进食了鸡肉的村民都有不同程度的发病，而只吃烩菜未吃鸡肉的村民没有发病，所以高度怀疑鸡肉为引起此次事件的食物（表 1-5）。

表 1-5　村民 5 月 4 日在康某家进食状况（n=41）　　　　单位：人

进食状况	人数	发病	未发病
吃鸡肉且吃烩菜	33	33	0
只吃鸡肉未吃烩菜	4	4	0
只吃烩菜未吃鸡肉	4	0	4

（九）剂量-反应关系

鸡肉被切成约 50g 的块状，进食鸡肉量大的病情重，食用量少者病情轻。每人进食的烩菜上均放了 2 块鸡肉，4 个人未进食鸡肉（1 人从来不吃鸡肉，将鸡肉留在了碗里；3 人将两块鸡肉夹给了各自的儿子），发病重的 3 例病例均进食了 4

块鸡肉。趋势卡方（x^2=12.593，$p<0.05$）有统计学意义，说明进食不同鸡肉量的人员均有发病，进食鸡肉越多，病情越重（表1-6）。

表1-6 进食不同鸡肉量的人数（n=37）

进食鸡肉量	1块	2块	3块	4块
人数	8	10	16	3

（十）治疗情况

由于病例的白细胞计数普遍升高，对所有患者均采取抗菌、纠正电解质紊乱和补水治疗，治疗药物为头孢呋辛钠、西咪替丁、氯化钾、维生素C和维生素B_6等。经韦州中心卫生院初步救治后，患者病情平稳。应患者家属要求，其中19名患者转诊至吴忠市人民医院，截至5月6日在吴忠市人民医院治疗19人，已出院7人，韦州中心卫生院治疗18人，在院治疗患者均病情平稳或好转。

三、食品卫生学调查

康某家中厨房内环境整洁，此餐次所用食材、调料、生活饮用水均与平时一致，无异常。聚餐食用的生鸡为5月3日11:00购买自下马关镇市场摊点所售白条鸡，当日23:00加工煮熟，煮熟的鸡肉没有冷藏保存，在常温下凉置14h左右，烩菜在煮沸的鸡汤里加入煮熟的木耳、粉条、凉粉。刀具生熟共用，清洗和盛放生鸡块的菜盆与盛放熟鸡肉的菜盆混用。

四、实验室检测

采集了6份肛拭子、4份环境涂抹样本（案板2份、菜盆2份），鸡汤、鸡肉、呕吐物各1份。在患者肛拭子、案板、鸡汤、鸡肉中均检测出D群沙门氏菌。

五、调查结论

此次事件为一起因5月4日家庭聚餐食用被沙门氏菌污染的鸡肉而导致的食源性疾病暴发事件，发病37人。判定依据如下：

1.白细胞计数普遍升高，抗生素治疗有效可排除化学性因素中毒和人为投毒。

2.患者平均潜伏期16h，临床症状以胃肠道症状为主，符合沙门氏菌食物中毒的流行病学特点和临床表现。

3.有共同的就餐史，进食鸡肉者发病，未进食者不发病，进食量与病情有明显剂量-反应关系，判定中毒食物为鸡肉。

4. 鸡肉与环境涂抹样本、患者肛拭子均检出相同型别的沙门氏菌。

5. 煮熟的鸡肉没有冷藏保存，在常温下放置 14h 左右，盛装菜盆、案板、刀具生熟混用交叉污染。

六、控制措施

1. 做好病例的救治和信息报送工作。

2. 对剩余食物进行无害化处理，所有餐具进行彻底消毒。

3. 做好群众集体聚餐的监管和指导。开展食品卫生知识宣传教育，加强村医培训，做好居民家庭聚集性食物中毒的防范。

4. 做好舆情监测和风险沟通。消除群众疑虑和 H7N9 禽流感的恐慌心理。

点评

优点：调查处置体现了多部门合作，运用统计学方法验证了剂量-效应关系。在处置中关注舆情，考虑到了禽流感的社会影响，视野开阔。

不足：对水源、市场摊点等调查描述过于简单；受当时实验室设备条件的限制，宁夏疾病预防控制中心没有食源性疾病溯源平台，未能对沙门氏菌进行同源性检测。

提示：农村家庭宴席及聚餐是监管的漏洞，当地应建立相应的报备制度，村委会要有专人监管指导。

案例二 一起肠炎沙门氏菌污染引起的学校食源性疾病暴发事件调查

2017 年 9 月 22 日 7:36，银川市西夏区疾病预防控制中心接宁夏人民医院西夏分院报告：9 月 21 日 21:00 起，该院急诊科陆续接诊了 51 名来自银川某画室的学生，其症状以腹泻为主，伴发热、腹痛、恶心等，疑似食源性疾病。接报后立即向西夏区卫生计生局、银川市疾病预防控制中心及宁夏疾病预防控制中心进行了报告。为核实情况，查明感染来源、传播途径和致病因子，宁夏疾病预防控制中心按照宁夏卫生计生委要求立即派专业人员前往，同银川市、西夏区疾病预防控制中心专业人员成立联合调查组，开展流行病学调查、食品卫生学调查及现场采样。

一、基本情况

银川某画室为民办寄宿制教育机构，坐落于银川市西夏区某办公楼东侧一、三层，总面积约 1400 m²。一层有 4 间教室、1 间食堂、1 家商店及办公区域；三层为学生宿舍，共有 53 间，其中，16 间男生宿舍、37 间女生宿舍。该画室共有学生 248 名，其中，男生 86 人、女生 162 人，年龄为 17~20 岁，均在画室食宿；教职工 28 名，其中，教师 15 名、食堂厨工 4 名(厨师 1 人、帮厨 2 人，管理 1人)、其他工作人员 9 名，均不在食堂就餐。

二、流行病学调查

（一）病例定义及搜索

2017 年 9 月 19—22 日，银川某画室学生及教职工中出现腹泻（≥3 次/24h），伴有发热（体温≥38℃）、腹痛、恶心、呕吐及头痛症状之一者。

通过查阅银川市各级医疗机构门诊、急诊日志以及逐一访谈画室有发热及腹泻症状的学生和教职工搜索病例。

（二）临床表现

截至 9 月 22 日共搜索到 72 例病例，均为该画室学生，罹患率 29.0%(72/248)。病例的主要临床表现为腹泻 100.0%（72/72）、发热 68.1%（49/72）和腹痛 66.7%（48/72）。

（三）时间分布

首发病例发病时间为 9 月 20 日 21:00，末例病例发病时间为 9 月 22 日 14:00，平均潜伏期 41h，发病高峰集中在 9 月 21 日 12:00—24:00。流行曲线提示为点源暴露模式（图 1-3）。

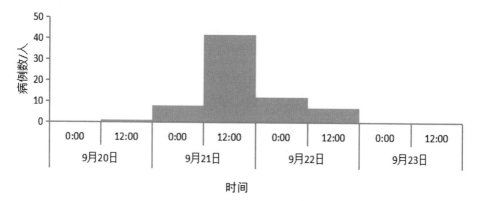

图 1-3　某画室学生发病时间流行曲线

（四）班级分布

画室共有 4 个班级，每个班级均有病例，罹患率最高的是 2 班，为 33.3%(15/45)，病例班级罹患率总体差异无统计学意义（x^2=1.432，P=0.70）（图 1-4）。

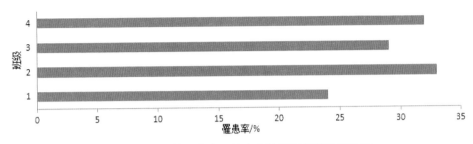

图 1-4　银川某画室食源性疾病暴发事件班级罹患率

（五）人群分布

病例中男性罹患率 33.7%(29/86)、女性罹患率 26.5%(43/162)，男女性罹患率差异无统计学意义（x^2=1.405，p=0.24）。

（六）病例对照研究

为明确可疑餐次及食品，随机选择 60 例病例作为病例组，在某画室无腹泻、呕吐症状学生中随机选择 67 名学生作为对照组，进行病例对照研究，结果显示食用 9 月 20 日中餐、晚餐和 9 月 21 日早餐增加了发病风险（$p<0.05$）（表 1-7）。

表 1-7　银川某画室食源性疾病暴发事件可疑餐次病例对照研究结果

日期	餐次	病例		对照		OR	95%CL
		暴露	暴露率/%	暴露	暴露率/%		
9 月 20 日	早	31	51.7	40	59.7	0.7	0.4～1.5
	中	48	80.0	40	59.7	2.7	1.2～6.0
	晚	44	73.3	21	31.3	6.0	2.8～13.0
9 月 21 日	早	38	63.3	30	44.8	2.1	1.1～4.3
	中	51	85.0	53	79.1	1.5	0.6～3.8
	晚	27	45.0	21	31.3	1.8	0.9～3.7

进一步分析菜品，单因素分析显示食用 9 月 20 日晚餐的凉拌黄瓜素鸡、烤鸭和 9 月 21 日早餐的煮鸡蛋增加了发病风险（$p<0.05$）（表 1-8）。

表1-8　银川某画室食源性疾病暴发事件可疑食物单因素分析结果

日期	餐次	菜谱	病例		对照		OR	95%CL
			暴露	暴露率/%	暴露	暴露率/%		
9月20日	中	凉拌黄瓜素鸡	42	70.0	37	55.2	0.7	0.4～1.5
		烤鸭	43	71.7	39	58.2	1.8	0.9～3.8
	晚	凉拌黄瓜素鸡	34	56.7	20	30.0	3.1	1.5～6.4
		烤鸭	38	63.3	21	31.0	3.8	1.8～7.9
		西红柿炒鸡蛋	6	10.0	7	10.4	0.9	0.3～3.0
9月21日	早	花卷	35	58.3	30	44.8	1.7	0.9～3.5
		拌芥菜丝	22	36.7	16	23.9	1.8	0.9～4.0
		黑米粥	26	43.3	25	37.3	1.3	0.6～2.6
		煮鸡蛋	9	15.0	2	3.0	5.7	1.2～27.0

三、食品卫生学调查

该画室由城市管网集中供水，供水方式与城市居民完全相同，无单独供水情况。学生和教职工课间饮用热水器烧的开水，无桶装水和直饮水，学生宿舍饮水用热水壶自行烧开水或者买瓶装水，无喝生水习惯。因此，水源性暴发可能性小。

该画室为寄宿制培训机构，发病学生有共同进餐史。学员与教职工就餐方式完全不同，学生在培训机构食堂就餐，教职工不在食堂就餐。因此，食源性暴发可能性大。

调查发现，画室食堂无粗加工间、清洗消毒间、库房等功能专间；案板、刀具及容器无标识，生熟不分；学生自备用餐工具，存放于操作间墙外走廊铁柜中，无专用消毒设施；食品原料采购未进行索证索票，有食品留样柜及留样记录。3名从业人员手部皮肤无破损，自述近期无胃肠道症状。食堂营业执照、卫生许可证及工作人员健康证均在有效期内。

9月20日8:00-20:00食堂停电，当日气温30℃。可疑食物烤鸭从G烤鸭店购买，在食堂案板切块装入不锈钢容器盆中供应午餐，午餐未食用完的烤鸭室温储存6小时后晚餐继续供应，切烤鸭案板为生肉案板。

四、实验室检测

共采集样本29份，其中7份患者肛拭子、3份便样、2份环境样本（蔬菜和生肉案板）以及 2 份食物样本（9 月 21 日早餐鸡蛋和小菜）中检出肠炎沙门菌。对 14 株肠炎沙门菌菌株采用脉冲场凝胶电泳(PFGE)进行分子分型,结果显示所有菌株分子分型条带完全一致，同源性为 100.0%（图 1-5）。

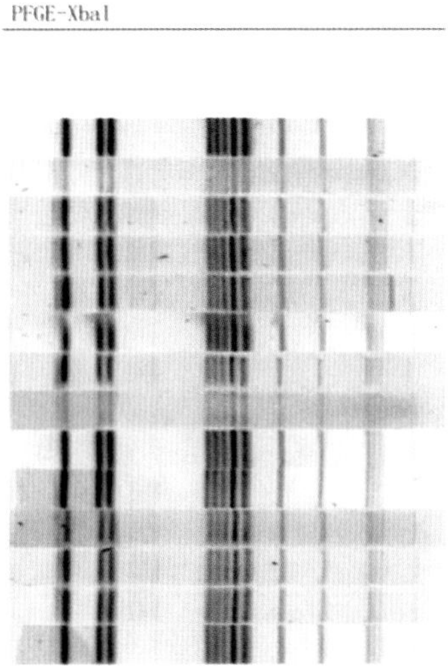

样品来源	样品类别	样品名称
病人	肛拭子	肛拭子
病人	肛拭子	肛拭子
病人	肛拭子	肛拭子
病人	肛拭子	肛拭子
病人	肛拭子	肛拭子
病人	肛拭子	肛拭子
病人	肛拭子	肛拭子
病人	粪便	粪便
病人	粪便	粪便
病人	粪便	粪便
食品	其他	小菜
食品	蛋与蛋制品	煮鸡蛋
环境	涂抹拭子	蔬菜案板
环境	涂抹拭子	生肉案板

图 1-5　银川某画室食源性疾病暴发事件肠炎沙门菌 PFGE-XbaⅠ图

五、调查结论

根据现场流行病学调查、实验室检测及食品卫生学调查，判定本次事件是一起由肠炎沙门菌污染食物引起的食源性疾病暴发。依据如下：

1. 临床症状以腹泻、发热和腹痛为主。

2. 潜伏期最短 3h，最长 44h，符合肠炎沙门氏菌食物中毒潜伏期特征。

3. 病例对照研究显示食用 9 月 20 日晚餐的凉拌黄瓜素鸡、烤鸭和 9 月 21 日早餐的煮鸡蛋增加了发病风险，但未采到剩余凉拌黄瓜素鸡、烤鸭的样品。2 份环境样本（蔬菜和生肉案板）以及 2 份食物样本（9 月 21 日早餐鸡蛋和小菜）中检出肠炎沙门氏菌。说明加工过程中使用的工具和容器不洁且生熟不分，污染了食物，停电期间（气温 30℃）贮存不当，致病菌进行了增殖。

4. 食品样品、环境样品及生物样本均检出肠炎沙门氏菌，对分离出的肠炎沙门氏菌菌株采用脉冲场凝胶电泳(PFGE)进行分子分型，结果显示所有菌株分子分型条带完全一致（同源性为 100.0%)。

六、控制措施

1. 做好病例的救治和其他学生的健康监测、心理安抚工作。

2.对剩余食物进行无害化处理，所有餐具进行彻底消毒。

3.开展食品卫生知识的宣传教育，提高卫生意识，做到生熟分开，避免交叉污染。

点评

优点：三级联动，快速响应，集中力量在全市范围搜索病例，调查中开展病例对照研究，对菌株进行分子分型。

不足：卫生学调查不细致，描述不完整、不全面，如没有说明烤鸭采购的具体时间、运送方式，食堂加工间的面积、餐具消毒、冰箱等情况；3名从业人员的肛拭子未采集；G烤鸭店未采集到剩余烤鸭。

问题：该学校案板、刀具及容器无标识，生熟不分；学生自备用餐工具，存放于操作间墙外走廊铁柜中，无专用消毒设施；食品原料采购未进行索证索票，处于无监管状态。

案例三 一起肠炎沙门氏菌污染引起的家庭食源性疾病暴发事件调查

2018年4月22日19:50，吴忠市疾病预防控制中心接到辖区人民医院报告：自4月20日20:00起，该院陆续收治了5名患者，其症状均以腹泻、发热、头痛为主，经询问，患者均为吴忠市利通区板桥乡任桥村居民，且发病前均有共同就餐史，初步怀疑食源性疾病。由于吴忠市疾病预防控制中心调查后不能明确致病因子，故请求宁夏疾病预防控制中心进行协助调查。为核实情况，查明感染来源、传播途径和致病因子，4月23日16:00，宁夏疾病预防控制中心相关专业人员赴现场开展流行病学调查。

一、基本情况

2018年4月19日早，板桥乡任桥村2队田某在金积镇农贸市场购买活鸡4只，带回任桥村2队平房家中宰杀，清洗后下锅加热，煮沸约3h，于14:00左右煮熟捞出放置于不锈钢容器常温保存。4月20日8:00将鸡肉剁块后用食品袋拿回板桥乡高家湖安置小区（田某另一住处）家内，每个炸好的油饼上面放2～3块鸡肉，常温放置，大部分鸡肉凉拌后供家中聚餐食用。4月20日18:00，田某请宗教人士及亲戚31人到其家中聚餐。4月19—20日当地最高温度为28～29℃。

从 4 月 20 日 20:00 起先后有 23 人出现不适,截至 4 月 23 日 12:00 均已入院治疗。

二、流行病学调查

(一)病例定义

2018 年 4 月 20 日,参加田某家聚餐后,出现腹泻(≥3 次/24h,且粪便性状改变)、发热(腋温≥37.2℃)、头疼、腹痛、恶心、呕吐等 2 种症状及以上。

(二)调查结果

1.临床症状

共搜索到病例 23 例,罹患率 74.19%(23/31)。病例的主要临床表现为腹泻(73.91%)、发热(73.91%)、头痛(69.57%)、腹痛(56.52%),还有少数病例出现恶心、呕吐、乏力等症状(表 1)。腹泻次数多为 3~5 次/24h,最高为 10 次/24h,腹泻物性状主要为黄色水样便;有 2 例病例持续高热(体温>39.5℃,持续 24h 以上),无死亡病例。

表 1-9 病例临床症状分布 ($n=23$)

临床症状	人数	比例/%
腹泻	17	73.91
发热	17	73.91
头痛	16	69.57
腹痛	13	56.52
恶心	10	43.48
呕吐	9	39.13
乏力	4	17.39

2.首发病例

田某某,女,10 岁,学生,4 月 20 日 20:00 出现发热、腹泻(5 次/24h)、呕吐,4 月 21 日 18:00 到吴忠市人民医院就诊,经抗菌和对症治疗后病情好转。

3.重症病例

冯某,男,22 岁,主要临床表现为发热 39℃,腹泻(5 次/24h),腹痛、呕吐、头痛;田某某,男,30 岁,主要临床表现为发热 39.5℃,腹痛、恶心。

4.发病时间分布

田某家聚餐于 4 月 20 日 18:00 开始,当日 20:00 出现首发病例,自述于 20

日 14:00 左右到田某家玩耍，先食用了少许鸡肉。末例病例发病时间为 22 日 23:30，首末例发病时间间隔 51.5h。发病高峰集中在 4 月 22 日 6:00—12:00，23:00 后再无病例报告，流行曲线提示点源暴露（图 1-6）。

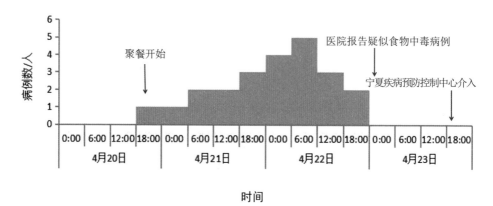

图 1-6　田某家聚餐人员发病时间流行曲线

5.人群分布

病例年龄最小 5 岁，最大 85 岁，中位数 19 岁。23 例病例中，男性 13 例，女性 10 例，不同性别发病无统计学意义（p=0.43）。

6.危险因素调查

（1）可疑餐次分析。调查组访谈 23 例病例的发病前饮食情况，除参加 4 月 20 日 18:00 田某家的家庭聚餐外，无其他共同暴露史，提示参加田某家聚餐为发病的危险因素。

（2）可疑食品分析。运用回顾性队列研究方法，对 4 月 22 日聚餐的食物（共 6 种：鸡肉、油饼、粉汤、牛肉炒粉条、凉拌黄瓜、米饭）进行单因素分析食物品种与发病的关系。分析结果提示食用鸡肉可能是发病的危险因素（RR=7.65，95%CL:1.22～47.97）（表 1-10）。

表 1-10 可疑食物的单因素分析

食物种类	食用/人		未食用/人		RR	95%CL
	发病	未发病	发病	未发病		
鸡肉	22	1	1	7	7.65	1.22～47.97
油饼	6	1	16	8	1.28	0.84～1.94
粉汤	18	5	5	3	1.25	0.70～2.23
牛肉炒粉条	8	4	15	4	0.84	0.53～1.34
凉拌黄瓜	6	4	17	4	0.74	0.42～1.28
米饭	6	4	17	4	0.74	0.42～1.28

（3）食用鸡肉与病例症状间的剂量-反应关系。对病例的临床症状进行分析发现，食用鸡肉越多者症状相对越重，23 例病例中有两例病例出现持续高热（体温≥39℃，持续 24h），平素体健，聚餐结束后他们将剩余鸡肉带回家中食用，每人均食用 10 块左右鸡肉，为参加聚餐人员中食用鸡肉量最多者（表 1-11）。

表 1-11 病例症状与食用鸡肉的剂量-反应关系

鸡肉/块	病例数/人	较重病例数*	比例/%	趋势 x^2	p
1～2	10	1**	10		
3～5	8	2	25	8.576	0.003
6～10	4	4***	100		

注：*较重病例，病例中体温≥39℃的病例；**为此次发病者中年龄最小的病例，为 5 岁男童，体温最高 39.5℃；***两例为聚餐后将剩余鸡肉带回家吃，各吃了一盘鸡肉（10 块左右），症状较重（体温≥39℃，持续 24h 以上）。

三、采样及实验室检测结果

4月21—22日，调查组共采集标本 16 份（病例便样 5 份，环境样 6 份，食品样 5 份），宁夏疾病预防控制中心对全部标本开展了沙门氏菌、志贺氏菌、变形杆菌、蜡样芽胞杆菌及大肠埃希氏菌检测，在 3 名住院病例便样、4 份食品样、3 份环境样中，共分离出 10 株肠炎沙门氏菌。对 10 株分离出的肠炎沙门氏菌菌株进行同源性检测，PFGE 结果显示所有菌株分子分型条带完全一致，同源性为 100%（表 1-12、图 1-7）。

表 1-12　采样及实验室检测结果

标本来源	标本名称	采集数量/个	阳性标本数量/个	阳性率/%
患者	便样	5	3	60
食品样	剩余熟鸡肉	1	1	100
	油饼	2	1	50
	牛肉	1	1	100
	鸡汤	1	1	100
环境样	刀	2	1	50
	案板	1	1	100
	餐具	2	0	0
	不锈钢容器	1	1	100
合计		16	11	67

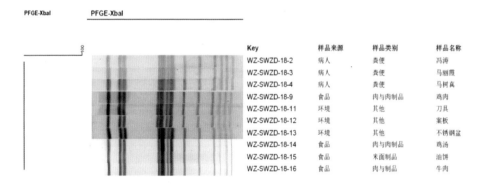

图 1-7　分离到菌株肠炎沙门氏菌 PFGE-XbaⅠ图谱

四、食品卫生学调查

该村村民用水为市政统一供水，饮用水均为烧开后的自来水。经询问聚餐所用食材来源：活鸡、牛肉及蔬菜均采购于金积镇农贸市场，大米、面粉、调味品、食用油、粉条均为家中自备。4 月 19 日 8:00，田某在金积镇农贸市场购买活鸡 4 只，带回家中宰杀后在不锈钢盆中清洗后下锅煮沸 3 h，当日 14:00 左右捞出置于同一不锈钢容器常温保存。20 日 8:00 将鸡肉在砧板剁块后带回另一住处常温放置；10:00 自制了油饼，在每个炸好的油饼上放两到三块鸡肉，剩余大部分鸡肉凉拌，均在常温环境下放置；17:00 开始制作米饭、牛肉炒粉条、鸡汤烩粉汤、凉拌黄瓜，18:00 聚餐开始。经调查，在食物制备过程中，盛放生鸡肉的不锈钢容器仅用清水冲洗后又用来放置煮熟的鸡肉，使用过的砧板、刀具未经清洗就用于加工其他菜品，容器、砧板、刀具混用，存在交叉污染的可能。同时，19—20日，当地最高气温达 29℃，鸡肉在室温下存放 28h，有利于细菌增殖。

五、调查结论

1. 患者的平均潜伏期为 36h。

2. 回顾性队列研究提示食用鸡肉可能是发病的危险因素（RR=7.65,95%CL：1.22～47.97），吃鸡肉多者症状重。

3. 抗生素治疗后有效。

4. 鸡肉在常温下放置了 28h，19—20 日温度较高，致病菌容易增殖

5. 3 名住院病例便样、4 份食品样、3 份环境样中共分离出 10 株肠炎沙门氏菌。对 10 株分离出的肠炎沙门氏菌菌株进行同源性检测， PFGE 结果显示所有菌株分子分型条带完全一致 ，同源性为 100%。

6. 在食物制备过程中，盛放生鸡肉的不锈钢容器仅用清水冲洗后又用来放置煮熟的鸡肉，使用过的砧板、刀具未经清洗就用于加工其他菜品，容器、砧板、刀具混用，存在交叉污染的可能。

综上所述，判定本事件为一起因家庭聚餐的鸡肉被肠炎沙门氏菌污染而导致的食源性疾病暴发事件，发病 23 人。

六、控制措施

1. 做好病例的救治和信息报送工作。

2. 对剩余食物进行无害化处理，所有餐具进行彻底消毒。

3. 做好群众集体聚餐的监管和指导。开展食品卫生知识的宣传教育，提高卫生意识，做到生熟分开，避免交叉污染。

点评

优点：患者得到及时治疗，为查明原因开展深入调查，体现了突发公共卫生事件处置"控制与调查"并重的原则；队列研究、样品采集、检测工作全面；生物样、食品样、环境样实验室检测结果、分子分型一致。

不足：对外带油饼上的鸡肉去向未追踪到，也未在医疗机构搜索到相关病例，可能有遗漏的轻症病例。

案例四　一起沙门氏菌污染牛肉引起的食源性疾病暴发事件调查

2020年9月29日11:50，宁夏疾病预防控制中心接到宁夏卫生健康委应急办通知，灵武市人民医院感染科接诊10名发热、腹泻、呕吐、腹痛患者，其中一名患者死亡，共同进食食物为一病牛宰杀后的牛肉。宁夏疾病预防控制中心立即派专业人员会同宁夏医科大学总医院专家前往灵武市人民医院，与银川市疾病预防控制中心、灵武市疾病预防控制中心组成联合调查组，进行流行病学调查、食品卫生学调查及现场采样。

一、基本情况

宁夏某牧业开发有限公司位于灵武市某乡某村东南方3km处，占地面积约70亩，共有7个养殖区。该公司于2009年5月底开始经营，以养羊为主，目前存栏约4800余只，羊只主要从内蒙古呼伦贝尔采购。该公司于半年前开始饲养牛，1～6区养羊，7区养牛，牛存栏27头，主要从吴忠市九公里市场及养殖场周边养殖户处购买。

2020年9月23日，养殖场有一头3月龄约50kg小牛（后简称小牛）出现不进食、腹胀、腹泻等症状。9月26日6:00许小牛症状加重，被饲养员杨某某宰杀。董某某和同村居民张某某、任某某3人将小牛进行剥皮分割，共13户居民分得牛肉。26日、27日先后有8户将牛肉加工后进食，进食的23人中有13人陆续出现恶心、头痛、腹泻等症状（其中1人死亡）。28日10:40王某某、杨某某因腹痛、腹泻到灵武市人民医院就诊；28日下午至29日晚上陆续有11人因腹痛、腹泻到灵武市人民医院就诊。

二、流行病学调查

（一）病例定义

2020 年 9 月 26 日以来进食宁夏某牧业开发有限公司宰杀的小牛后出现腹泻（≥3 次）或腹痛伴呕吐、头痛、发热症状之一者。

（二）临床表现

发病 13 人，其中，男性 6 人、女性 7 人。患者以腹痛、腹泻、发热症状为主。发热最高 42℃，最低 37.9℃。血常规显示 13 人白细胞、中性粒细胞百分比均增高，淋巴细胞百分比均降低（表 1-13）。

表 1-13 患者的临床症状分布表（n=13）

症状	人数	百分比/%
腹痛	13	100.00
腹泻	11	84.62
发热	11	84.62
恶心	10	76.92
头痛	6	46.15
呕吐	4	30.77
四肢痛	2	15.38
盗汗	2	15.38
抽搐	1	7.69

（三）时间发布

9 月 26 日进食 3 人，27 日进食 10 人。最短潜伏期为 3h，最长潜伏期为 47h，平均潜伏期为 17.7h；最早发病病例杨某某，发病时间为 27 日 14:00，潜伏期为 20h。

（四）年龄分布

发病年龄最小 10 岁，最大 72 岁（病逝）。

（五）首发病例

杨某某，女，68 岁，26 日 18:00 和丈夫王某某进食煮熟的牛肉（带骨头），27 日 11:00 又进食剩余的牛肉（带骨头），27 日 14:00 开始出现腹痛、腹泻症状，黄色稀水样便，未就医。18:00 将熟牛肉、洋葱、油菜炒熟后和丈夫王某某一起进食。于 28 日 10:40 到灵武市人民医院就诊。

（六）死亡病例

王某某，男，72岁，杨某某丈夫，28日10:40因腹痛、腹泻就诊于灵武市人民医院感染科，于29日6:00死亡。医院诊断为感染性腹泻导致的心脏疾病。

（七）进食牛肉与发病情况

23人进食宁夏某牧业开发有限公司宰杀小牛牛肉，其中，有13人发病、10人未发病（4人进食了牛肉臊子面，6人进食水煮牛肉量少）。

（八）生活饮用水

该小区供水均为市政供水。

（九）治疗与转归

13例病例中，死亡1例、重症2例，其余10例病例病情相对平稳，在灵武市人民医院经抗生素及对症治疗后经宁夏医科大学总医院及灵武市人民医院专家共同研判，12例病例均转诊至宁夏医科大学总医院救治。

三、食品卫生学调查

（一）牛的养殖及宰杀分割

9月8日存栏的4800只羊全部注射了口蹄疫、小反刍兽疫疫苗，饲养的30头肉牛（含已死亡2头）全部注射了口蹄疫疫苗。2020年9月23日，养殖场有一头3月龄约50kg小牛出现不进食、腹胀、腹泻等症状。兽医贺某某先用软管经食道插管放气治疗，后给予400万IU青霉素2支+地塞米松3支+5%葡萄糖注射液共500ml滴注及维生素C10%葡萄糖注射液共500ml滴注，同时用香油+健胃散灌胃进行治疗。该小牛于1个月前从吴忠市红寺堡区购买（具体地点记不清），同批购买4头牛，小牛同一头母牛单独饲养（其余所有牛集中饲养），小牛进食该母牛乳汁，该母牛无异常。

9月24日晚养殖场一头约150kg的牛（简称大牛）不明原因死亡，未上报灵武市农牧部门。该牛被董某喜和同村居民张某平、任有某3人进行剥皮分割，分割的牛肉分别被董某喜、张某平、任有某、李某云、张某超和任进某6家分割，牛肝、牛肺被任有某喂自家狗（狗目前无异常），牛肠掩埋处理。上述6家10人分食大牛牛肉后均无异常情况。

9月25日18:00左右兽医再次用同样处方对小牛进行治疗。

9月26日6:00左右小牛症状加重，被饲养员杨某某宰杀。宰杀后被董某某、张某某、任某某 3 人进行分割。董某某分得 4 只牛蹄、牛心（未食用），张某某分得牛头（未食用），任某某分得牛脖子（是否食用不确定）。剩余约 50 kg 牛肉分 3 份，用养殖场装油渣的饲料袋送至灵武市某小区张某荣、吕某飞、任某荣家，其中张某荣分得 1 条后腿、排骨（约 20 kg），吕某飞分得 2 条前腿、前胸（约 20 kg），任某荣分得 1 条后腿（约 10 kg）。小牛内脏用手推车拉到路边空地丢弃。吕某飞将分得的牛肉送给王某功、王某、吕某祥、张某玲 4 家，张某荣将分得的牛肉送给张某、张某刚、张某兵 3 家。

（二）牛肉的加工烹调

大部分患者自述家里烹调用容器、刀具、案板生熟不分，存在混用现象：牛肉在案板上切成拳头大小块状在菜盆浸泡，捞出放锅里煮熟后仍然放入未清洗的菜盆，凉置后食用。患者分布在 8 个家庭，其中 7 家进食了水煮牛肉，牛肉烹调方法相似；1 家进食了以牛肉为原料的火锅，牛肉切片后盛放过程中和蔬菜存在交叉污染。1 家 4 人进食了牛肉臊子面未发病。牛肉臊子制作过程为：牛肉切粒放入锅中炒熟后，再用勺子舀到有面条的碗里。

四、实验室检测

采集样本 25 份，其中 20 份检出鼠伤寒沙门氏菌 i 单项变种：牛肉 5 份（3 份熟牛肉、2 份生牛肉），环境样 5 份（1 份菜盆、3 份刀具、1 份案板），便样 6 份，肛拭子 4 份。

五、调查结论

根据临床表现、流行病学调查、实验室检测结果综合判断，此次事件为食用了鼠伤寒沙门氏菌污染的牛肉引起的食源性疾病暴发事件，判定依据如下：

1. 共同进食食物为病牛肉，病牛宰杀之前有腹胀、腹泻症状。

2. 吃了水煮牛肉者发病，未吃水煮牛肉者不发病。患者临床症状相似，以腹痛、腹泻、发热（多为高热）症状为主。

3. 患者潜伏期最短为 3 h，最长为 47 h，平均潜伏期为 17.73 h。

4. 患者白细胞、中性粒细胞百分比均增高，淋巴细胞百分比均降低。

5. 进食量大者发病，进食量少者未发病；炒熟后直接盛到碗里进食者未发病。

6. 生、熟牛肉、患者的生物样本和环境涂抹样本均检出鼠伤寒沙门氏菌，证实了患者自述的牛肉制作过程中存在容器、刀具、案板生熟不分导致交叉污染的现象。

六、防控措施

1. 医院全力做好未出院患者的救治工作。

2. 对剩余牛肉进行无害化处理，所有餐具进行彻底消毒。

3. 相关部门加大养殖场病畜管理，禁止食用病死牛肉。

4. 开展食品安全卫生知识的宣传教育，做到生熟分开，避免交叉污染。

点评

优点：此次事件为一起典型的鼠伤寒沙门氏菌污染牛肉引起的食源性疾病暴发事件，临床症状与以往处理的肠炎沙门氏菌中毒症状相似，但高热比例较高，结合现场病例访谈，调查者很快锁定沙门氏菌；采集的患者生物样本（已用抗生素）、剩余熟牛肉样本、生牛肉样本、环境样本均检出鼠伤寒沙门氏菌 i 单项变种。

不足：进食牛肉剂量未调查清楚，未做剂量-反应关系。

案例五 一起蜡样芽胞杆菌引起的学校食源性疾病暴发事件调查

2019 年 9 月 28 日 16:00，宁夏疾病预防控制中心接到宁夏卫生健康委应急办通知，吴忠市人民医院急诊科接诊了某中心学校 100 多名学生，表现为恶心、腹痛、呕吐等症状。宁夏疾病预防控制中心立即派专业人员前往吴忠市人民医院，与吴忠市疾病预防控制中心组成联合调查组，进行流行病学调查、食品卫生学调查及现场采样。

一、基本情况

该学校为九年制义务教育学校。全校共有 30 个班级，17 个初中班、13 个小学班，在校学生 1422 名，其中住宿生 85 人。学校现有教职工 95 名。学校设有餐厅，只供应教职工午餐和住宿生的早餐及晚餐。学校从 2016 年开始由某某食品公司统一供应学生中餐，该供餐单位供应利通区 9 所学校、青铜峡市 4 所学校，每天 10:40 将午饭盛装于消毒餐盒后放置于保温箱中，用厢式货车运送至各学校分发。9 月 28 日其他学校放假，只供应该学校，于 11:55 将 1442 份盒饭送至学校操场上由各班级领取分发。

二、流行病学调查

（一）病例定义

2019 年 9 月 28 日以来，该学校学生和教职工中出现腹痛并伴有恶心、头痛、呕吐、腹泻（≥3 次/h，且粪便性状改变）症状之一者。

（二）临床表现

发病学生 43 人，罹患率 3.02%。其中，男生 26 人、女生 17 人。病例的临床表现主要为腹痛、恶心、头痛。教职工无发病（表 1-14）。

表 1-14 发病学生的临床症状分布表（n=43）

症状	人数	百分比/%
腹痛	43	100.00
恶心	32	74.42
头痛	25	58.14
呕吐	19	44.19
腹泻	7	16.28

（三）首发病例

杨某某，女，7 岁，二年级，12:20 就餐过程中出现腹痛、恶心症状。

（四）时间分布

最短潜伏期为 10 min，最长潜伏期为 5 h 30 min，平均潜伏期 5 h 20 min（图 1-8）。

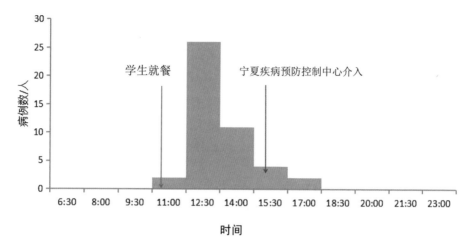

图 1-8　患者发病时间流行曲线图

（五）年龄分布

发病年龄最小 7 岁，最大 16 岁。

（六）班级分布

9 个年级均有病例分布，30 个班级中有 18 个班级出现病例。7 年级病例数最多。

表 1-15　发病年级分布表（n=43）

年级	人数	百分比/%
一年级	1	2.33
二年级	6	13.95
三年级	1	2.33
四年级	3	6.98
五年级	5	11.63
六年级	2	4.65
七年级	21	48.84
八年级	2	4.65
九年级	2	4.65

（七）就餐情况

患者进食米饭的比例最高，饺子的比例最低。进食不同的食物发病之间有统计学意义（x^2=75.797，p=0）（表 1-16）。

表 1-16　患者进食各种食物的比例（n=43）

食物	人数	百分比/%
米饭	42	97.67
土豆丝	40	93.02
面筋	39	90.70
饺子	13	30.23

（八）病例对照研究

对供餐机构提供的米饭、土豆丝、面筋、饺子进行危险食物分析，面筋的 OR 值大于 1，且可信区间不包括 1，食用面筋可能是发病的危险因素（表 1-17）。

表 1-17　危险食物单因素分析

食物	病例/人		对照/人		OR	95%CL
	吃	未吃	吃	未吃		
米饭	42	1	50	0	0	0
土豆丝	40	2	50	0	0	0
面筋	39	4	14	36	25.07	7.55～83.24
饺子	13	30	44	6	0.059	0.02～0.17

（九）生活饮用水

供餐机构用水为市政供水，学校教师饮用桶装饮用水，学生饮用集中供应开水，有喝生水现象。

三、食品卫生学调查

供餐机构加工、封装、消毒、冷藏布局合理，米饭及各种菜品均为定量制备，无剩余。面筋由批发店供应，28 日 9:00 送 20kg 至供餐机构，面筋分两次下油锅加热，10min 后出锅封装。速冻水饺由某某食品公司当日冷冻提供，水饺加热 10min。

无停水停电、设备故障、员工缺勤现象。28日向该中心学校送餐1442份，其中300份中有饺子。经调查配餐食物有3种：土豆丝、面筋、米饭，土豆丝、米饭、饺子（吃土豆丝、米饭、饺子的一个班级均无发病），土豆丝、饺子、面筋、米饭。

该配餐公司有职工28人，其中厨师4人，28日配餐由6人负责封装食物，均有健康证。职工用餐和学生供餐食物相同。速冻水饺供应多家单位，未发现有类似病例。批发店制作的面筋除送至供餐机构，还在东郊市场有三个批发销售点，由于店铺被封存，店主被传唤，故该面筋店的加工制作、贮存过程无法调查。

四、实验室检测

3份食品样检出蜡样芽胞杆菌，分别为学校留样（米饭+面筋）1份、配送中心职工餐（米饭+面筋）1份、批发店面筋1份，3份样品的定量结果分别为5200 cfu/g、14000 cfu/g、650 cfu/g。

五、调查结论

此次事件为食用了9月28日污染了蜡样芽胞杆菌的午餐中的面筋引起的食源性疾病暴发事件，罹患率3.02%。依据如下：

1.临床症状以腹痛、恶心、呕吐、头痛为主；疾病潜伏期最短10min，最长潜伏期为5h30min，符合蜡样芽胞杆菌感染的特征。

2.可疑污染餐次为中餐，因9月27日供餐的其他学校无类似病例出现，28日只向该学校供餐。

3.供餐机构米饭为当天蒸煮，面筋、饺子为配送后加工，饺子、面筋的具体制备过程及储存环境因被查封无法调查。

4.病例对照研究结果显示面筋为高风险食品，且吃土豆丝、米饭、饺子的一个班级均无发病。

5.含有面筋的样品均检出蜡样芽胞杆菌。虽然蜡样芽胞杆菌的定量检测结果均小于10^5cfu/g，但依据临床症状、潜伏期可判定为蜡样芽胞杆菌污染了面筋导致的发病。

六、控制措施

1.做好病例的救治和其他学生的健康监测。

2.对剩余食物进行无害化处理，所有餐具进行彻底消毒。

3.做好学生和家长的沟通、解释工作。

点评

优点：病例的临床症状和潜伏期比较典型，推断结论可信。

不足：由于制作面筋的批发店和生产饺子的某某食品公司的店铺关闭，人员被管控，面筋和饺子的生产加工过程未调查；午餐中面筋的量和进食面筋的量回忆不清；1442 份盒饭中 3 种配餐数量分别是多少，供给了那些班级没有查清楚；配餐公司职工是否有发病没有调查。蜡样芽胞杆菌的临床症状、潜伏期典型，但实验室检测结果均小于 10^5 cfu/g，经过核实发现，该实验室计数平板尺寸过小。

案例六 一起疑似溶血性链球菌污染凉皮引起的食源性疾病暴发事件调查

2015 年 7 月 6 日 11:20，金凤区疾病预防控制中心接到宁夏人民医院电话，该院职工刘某某等 17 人食用凉皮后，出现发热、咽痛等症状，在宁夏人民医院感染科救治。金凤区疾病预防控制中心工作人员立即前往进行调查处置。

一、基本情况

刘某某等 17 人属宁夏人民医院消毒供应中心职工，该中心共有职工 22 人，其中，男性 7 人、女性 25 人。该中心面积 700 ㎡，工作间 5 间，主要负责对回收的医疗器械、器具等进行清洗、打包、灭菌，然后发放到各科室。房间环境消毒采用层流消毒。

2015 年 7 月 3 日 11:00，17 名职工在湖滨西街某某凉皮店订购了 20 份凉皮，于 12:00 每人进食凉皮 1 份。剩余的 3 份凉皮在常温下放置，被其中的 3 名职工于 18:30 下班后各带一份回家给家人食用，有 5 人食用（1 人仅尝一口），其中 4 人发病。7 月 4 日 8:00 左右，17 人陆续（不包括 4 名家属）出现发热、全身疼痛、咽痛等症状，16 人在宁夏人民医院感染科就诊，1 人在新城乾宁诊所就诊。发病 17 人中女性 16 人、男性 1 人，有 13 人白细胞、中性粒细胞较高。截至 7 月 6 日 14:00，经抗炎、对症治疗后均已缓解。医院诊断为细菌感染（上感）。

二、流行病学调查

1.时间分布：首例病例王某，女，30岁，于7月4日8:00出现症状；末例病例出现在4日21:00。最短潜伏期20h，最长潜伏期33h，平均潜伏期26h。

2.性别分布：21名患者中男性4例，女性17例。

3.年龄分布：最大的51岁，最小的21岁。

4.临床表现：21名患者均出现发热、全身疼痛、咽痛（化脓性扁桃体炎），无腹痛、腹泻、恶心、呕吐等消化道症状。

三、食品卫生学调查

湖滨西街某某凉皮店有两名工作人员，消毒柜1台、冰箱1台。该凉皮店是从西夏区某凉皮加工店批发，每天预订凉皮60～100张，自行调配10种调料，黄瓜切丝配菜，放在冰箱冷藏保存。每天加工的凉皮和配置的调料、黄瓜丝均当天下午售完。两名从业人员均有健康证，手部皮肤无破损。

西夏区某凉皮加工店加工场所面积60～70 m²，有4名工作人员，冰箱一台。现场卫生较差，无防蝇、防尘设施。地面上有很多积水。正在作业的工作人员未穿工作服，均有健康证，手部皮肤无破损。订购的凉皮用小食品专用塑料袋分装后再用大塑料袋包装，由家用小轿车送货，运输过程中无冷藏措施。

四、实验室检测

（一）银川市疾病预防控制中心检测结果

1.宁夏人民医院送检8份咽拭子和8份肛拭子未检出溶血性链球菌、沙门氏菌、单增李斯特菌。

2.兴庆区疾病预防控制中心送检湖滨西街某某凉皮店刀具、案板及2名从业人员咽拭子、肛拭子、手涂抹样本均未检出溶血性链球菌、沙门氏菌和单增李斯特菌。

（二）西夏区疾病预防控制中心检测结果

制作凉皮的1份器具（璇子）涂抹样本、2份冰箱涂抹样本、冰箱内的凉皮和面筋各1份、1份案板涂抹样本、1份盛放凉皮的器具（半高帮桶）涂抹样本、4名工作人员的咽拭子均未检出溶血性链球菌、沙门氏菌和单增李斯特菌。

（三）金凤区疾病预防控制中心检测结果

1.凉皮加工店加工场所5份空气样品检测菌落总数均达标。

2.宁夏人民医院供应消毒中心台面6份涂抹样本均未检出致病菌。

五、调查结论

依据现场流行病学调查、患者临床症状高度怀疑由溶血性链球菌污染凉皮引起的食源性疾病暴发事件。

1. 共同进食同一家店铺凉皮的 21 名患者均出现发热、全身疼痛、咽痛症状，无腹痛、腹泻、恶心、呕吐等消化道症状，未进食凉皮的同一工作场所的人员未发病，只进食少量凉皮的家属 1 人未发病。

2.17 名宁夏人民医院职工患者中有 13 人白细胞、中性粒细胞较高。抗生素治疗有效。

3. 凉皮加工店是批发凉皮总店，每天生产加工凉皮约 1000 张，给 10 家左右凉皮店批发供货。湖滨西街某某凉皮店每天加工的凉皮和配置的调料、黄瓜丝均当天下午售完。经过对其他医院搜索，未发现相关病例报告。

六、控制措施

1. 积极救治患者。

2. 对湖滨西街某某凉皮店剩余食物进行无害化处理，所有餐具、内环境进行彻底消毒。

3. 密切注意食源性疾病监测网报是否有相同病例。

点评

启示：该起事件虽然没有在环境样、食物样、生物样品中检出溶血性链球菌，但共同就餐餐次明确、病例的临床症状只有呼吸道的症状，无消化道的症状，与溶血性链球菌感染人的症状相吻合。提醒我们在以后处理突发公共卫生事件中，如果只是呼吸道症状，不仅要考虑传染病，还要考虑存在食源性疾病的可能性。

问题：凉皮加工店的存放情况描述不全，如加工后的存放时间，冰箱最多能存放多少等；送货小轿车的卫生状况没有详细调查；结论的支持证据不充分，没有组织 3 名以上专家讨论。

第二章 病毒性

案例一 一起诺如病毒引起的学校食源性疾病暴发事件调查

2017 年 6 月 14 日 10:40,宁夏疾病预防控制中心获悉青铜峡市人民医院出现同一学校学生就诊的聚集性病例,立即组织专家组赶赴青铜峡市指导开展流行病学调查工作。到达现场后,在充分了解青铜峡市疾病预防控制中心前期工作的基础上进行流行病学补充调查、核实诊断、扩大病例搜索、补充采集便样。

一、基本情况

青铜峡市某中学位于青铜峡市古峡东街,是一所封闭式管理的三年制寄宿高中,学校占地面积 47 000 ㎡。在校学生数 1813 名(高三学生已离校),教师 192 人,其中,高一年级 17 个班、高二年级 18 个班;学校共有三栋教学楼,高一、高二、高三年级各占一栋楼。高一年级所在教学楼距离新餐厅较近,高二年级所在教学楼距离旧餐厅较近;学校共有宿舍楼 4 栋,男、女生宿舍各 2 栋。女生宿舍楼一层、二层为高一年级,三层、四层为高二年级,距离旧餐厅较近;男生宿舍楼一层、二层为高一年级,三层、四层为高二年级,距离新餐厅较近;学校设有新、旧两个餐厅,师生均购买就餐卡实行刷卡消费。新餐厅为一层建筑,建筑面积 1500 ㎡;旧餐厅为两层建筑,建筑面积 2500 ㎡,新、旧餐厅设施齐全,每层都有食品加工、取餐、就餐场所,加工间和就餐场所相对隔开,有单独的入口。

二、流行病学调查

(一)病例定义及搜索

6 月 12 日以来,青铜峡市某中学校内出现呕吐或腹泻(≥3 次/24h)并伴有恶心、腹痛、头晕、头痛、发热症状之一的学生或教职员工。

通过查阅学校因病缺课登记日志信息,对青铜峡市人民医院急诊日志、门诊日志,青铜峡市其他医院、诊所急诊日志和门诊日志进行搜索。

(二)临床症状

6 月 13—18 日,全校共搜索到病例 97 人,均为学生。罹患率 5.35%(97/1813),病例的临床表现较轻,无重症病例,主要为不同程度的腹痛、恶心、呕吐、腹泻。(表 2-1)。

表 2-1　病例的临床症状分布（*n*=97）

症状	人数	百分比/%
腹痛	83	85.6
恶心	80	82.5
呕吐	71	73.2
腹泻	61	62.9
头晕	37	38.1
头痛	35	36.1
发热	16	16.5

（三）时间分布

首发病例出现在 6 月 13 日 13:00，13 日也是发病高峰期。整体呈现多个点源暴露模式，提示一次暴露后，出现二代传播，随后病例数迅速下降（图 2-1）。

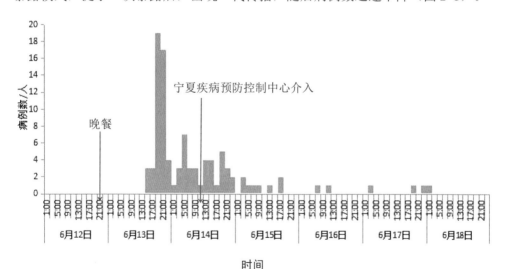

图 2-1　患者发病时间流行曲线

（四）年级、班级分布

两个年级均有病例发生，高一年级发病 53 人，高二年级发病 44 人。高一年级 17 个班中有 13 个班级都有病例发生，其中 9 班、10 班病例数较多。高二年级 18 个班中有 14 个班有散在病例发生（表 2-1、2-2）。

表 2-2　高一、高二年级病例班级分布

高一年级			高二年级		
班级	人数	百分比/%	班级	人数	百分比/%
1-1	2	3.8	2-1	4	9.1
1-2	1	1.9	2-4	2	4.5
1-4	2	3.8	2-5	2	4.5
1-5	3	5.7	2-7	3	6.8
1-7	6	11.3	2-8	1	2.4
1-8	4	7.5	2-9	1	2.4
1-9	11	20.7	2-10	3	6.8
1-10	12	22.6	2-12	2	4.5
1-11	3	5.7	2-13	6	13.6
1-12	1	1.9	2-14	3	6.8
1-13	3	5.7	2-15	2	4.5
1-15	1	1.9	2-16	6	13.6
1-17	4	7.5	2-17	5	11.4
			2-18	4	9.1
合计	53	100	合计	44	100

（五）人群分布

病例均为学生，无教职员工、食堂厨师及学校其他工作人员发病。采集 65 份餐厅从业人员的便样，有 7 人诺如病毒阳性（无症状感染者）。男生的罹患率为 6.84（55/804），女生的罹患率为 4.16%（42/1009），二者之间的差异有统计学意义（OR=1.691，95%CL：1.119～2.555）。

（六）生活饮用水调查

该学校生活用水来自青铜峡市市政自来水供水，饮用水均来自贺兰雪山泉水有限公司纯净水厂供应，供应范围包括所有的教学楼及办公室。

（七）形成假设并进行病例对照研究

事件持续 5 d，有 3 个高峰，间隔约 24 h，近似人传人模式，但学校人数多而病例少，病例分散于 27 个班，宿舍亦无明显聚集性。学校学生和教职员工生活及饮用水来源一致，基本可排除经水传播途径。

因此形成的假设为曾经进食过餐厅食物是引起暴发的可能原因，后经过人传人产生二代病例。

为明确可疑餐次及食品，选择发病高发期（13—14 日）病例及便样标本诺如病毒阳性的病例作为病例组，随机选取病例同宿舍或同班级 1 名无任何症状的同学作为对照组。使用统一的问卷对病例及对照进行面对面访谈，调查发病前三天食物及水暴露史。研究共选取病例 31 例，对照 54 例。结果显示 6 月 12 日食用新餐厅晚餐增加了发病风险（OR 值大于 1，可信区间不包含 1）（表 2-3）。

表 2-3　6 月 12 日新餐厅就餐与发病情况比较

餐次	病例/人		对照/人		OR 值	可信区间
	吃	未吃	吃	未吃		
早餐	10	21	11	43	1.861	0.683～4.521
中餐	24	7	16	38	8.143	2.922～22.688
晚餐	18	13	17	37	3.014	1.206～7.530

采用单因素分析食物品种与发病的关系，结果显示食用拉面是发病的危险因素（OR 值大于 1，可信区间不包含 1）（表 2-4）。

表 2-4　6 月 12 日晚餐危险食物单因素分析

食物	病例/人		对照/人		OR 值	可信区间
	吃	未吃	吃	未吃		
拉面	5	26	1	53	10.192	1.132～91.776
芹菜炒肉	2	29	2	52	1.793	0.240～13.408
炒饼子	2	29	2	52	1.793	0.240～13.408

三、食品卫生学调查

1. 学校共有两家餐厅，均为私人承包，分别为新餐厅和旧餐厅。其中新餐厅为清真餐厅，旧餐厅一楼为清真餐厅，二楼为汉餐厅，为学生提供早、中、晚餐。餐厅内部灶具等均采用不锈钢设备，冷藏、冷冻等各类设备齐全，生熟案板分开使用，生熟食物分开储存并制作，供水采用学校集中供水，无异常。

2. 根据厨工日常生活、工作调查发现，两个餐厅所需原材料由不同的公司集中配送，两个餐厅共有从业人员 65 人，手部皮肤完好，无破损，均在食堂就餐，其中，新餐厅 20 人、旧餐厅 44 人、管理人员 1 名。新餐厅拉面师傅为专职人员，其将拉面拉好煮熟后，由一配合人员（诺如病毒便检阳性者）将拉面捞出放入碗里，再将事先切好的煮熟牛肉丁和香菜（由该人员准备）用手（不戴一次性手套）抓取放入碗里递给学生。据厨工介绍，所有食物当天如没有售完，均作为剩菜处理。7 例诺如病毒阳性的隐形感染者中有 6 名为新餐厅人员，1 名为管理新、旧餐厅的管理人员。所有人员均为本地打工人员，有固定住所。

四、实验室检测

采集食堂剩余食物、环境样品及病例、厨工肛拭标本，进行诺如病毒、蜡样芽胞杆菌、小肠结肠耶尔森氏菌、沙门氏菌、志贺氏菌、金黄色葡萄球菌实验室检测。采集的 22 份学生便样标本中有 17 份诺如病毒阳性，采集餐厅从业人员便样 65 份，有 7 份诺如病毒阳性，致病菌未检出。

五、调查结论

根据病例临床表现、实验室检测结果以及现场流行病学调查，判定该起事件是 6 月 12 日部分学生食用拉面导致发病，病例呕吐物产生的气溶胶或排泄物污染环境又造成的人传人病例。拉面中的牛肉和香菜中的诺如病毒阳性可能来自隐形感染的厨工经手污染传播。

六、控制措施

1. 停止食用所有可疑食品并封存。

2. 诺如病毒阳性的厨工暂离工作岗位。

3. 学校对教室及宿舍进行消毒处理。

4. 指导学校启动病例监测日报告制度，对新发现有症状学生及时进行流行病学调查与指导居家隔离。

5. 对学生开展食源性疾病预防知识的宣传，正面回应家长和学生对此次事件的关切。

6. 对餐厅从业人员开展健康教育培训。

点评

启示：近年来诺如病毒暴发流行呈明显增加趋势，宁夏食源性疾病监测结果显示诺如病毒是引起腹泻最常见的病原体，2015年食源性疾病病例的便样标本中诺如病毒阳性率为16.96%。诺如病毒主要经粪-口途径传播，传染性强，易污染食物和水。因此，加强学校、工厂等地食堂和饮用水的卫生管理、重视水源和食物的监督管理，可有效预防和控制此类疾病的发生。

问题：7名诺如病毒阳性人员，除1名从事拉面岗位，其他6名未做详细说明，如具体从事什么工作、卫生习惯、与另一名阳性人员的关系等；缺乏7名诺如病毒阳性人员家人等健康状况的调查；没有采集厨师的手涂抹样进行诺如病毒检测。

第三章　化学性

案例一　一起在牛奶中超范围使用食品添加剂引起的食源性疾病暴发事件调查

2017 年 7 月 22 日 11:00 至 23 日 22:00，吴忠市人民医院儿科陆续收治了青铜峡市峡口镇 7 名儿童（4 岁以下），共同饮用农户家配送的牛奶后出现不同程度的呼吸急促、呼吸困难、走路不稳等症状。2017 年 7 月 24 日 12:30，宁夏疾病预防控制中心接到宁夏卫生计生委应急办通知，前往事发地点开展流行病学调查、食品卫生学调查、样品采集。

一、基本情况

青铜峡市峡口镇郝渠村共有 680 户、3044 名村民。该村有奶牛养殖户 4 家，2 家给奶站供应牛奶，1 家售卖到其他镇子，且未使用添加剂，也未发现饮用该户提供的牛奶而出现类似病例，只有丁某家供应本镇及金积镇居民牛奶。奶牛养殖户丁某家，位于峡口镇郝渠村 7 队 22 号，牛场为开放式，大门向东开设，院内有三间面北砖混结构平房，平房的左侧和正前方为牛场，内有 25 头牛，其中 7 头产奶牛、18 头肉牛（7 头小牛）。平房最东边厨房内安装牛奶巴氏杀菌机和高温灭菌包装机，系丁某于 2017 年 7 月 12 日购买，14 日安装使用。牛奶经 85℃ 30 min 灭菌冷却后灌装到包装袋，包装袋是两层复合膜经高温处理挤压到一起组成的（无供货方许可证，材料结构 pet-clp/depe）。中间屋子为主人卧室，西边一间屋子内放置冰柜两台，每天挤的牛奶经过巴氏杀菌机、高温灭菌包装机装袋后放在冰柜里保存售卖。

二、流行病学调查

（一）病例定义

7 月 19—24 日，喝过丁某配送的牛奶后出现气喘或站立不稳的人员。

（二）病例概况及临床表现

7 月 20—25 日，共搜索到 28 名病例。均为 4 岁以下儿童，其中男童 14 名，女童 14 名。病例的临床表现主要为不同程度的气喘、站立不稳（表 3-1）。

表 3-1 病例临床症状分布（n=28）

症状	人数	百分比/%
气喘	23	82.14
站立不稳	16	57.14
呕吐	8	28.57
嗜睡	7	25.00
抽搐	4	14.29
腹泻	5	17.86
惊厥	3	10.71
恶心	3	10.71
发热	2	7.14

（三）首发病例

马某某，女，1 岁 1 个月，青铜峡市峡口镇仁桥村 6 队。7 月 23 日到吴忠市人民医院就诊住院。2017 年 7 月 19 日将丁某家当晚 19:00 送来的牛奶约 180 ml 加热煮沸晾温后，于 20:00 饮用，20 日 8:30 出现不适（气喘）。 20—22 日均继续喝丁某配送的牛奶，每天喝牛奶约 1kg。

（四）重症病例

有 9 名患儿在吴忠市人民医院住院期间，全部被诊断为呼吸衰竭、代谢性酸中毒、肺炎等转至宁夏医科大学总院 PICU 进行治疗。

（五）流行病学分布特征

1.时间分布

首发病例出现在 20 日，21 日是发病的高峰期，发病 14 人（图 3-1）。

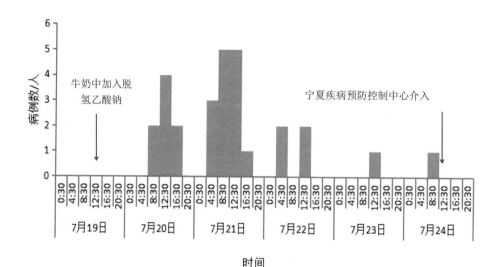

图 3-1 患者发病时间流行曲线

2.发病年龄分布

最小发病年龄 8 月龄，最大发病年龄 3 岁 11 个月。其中，8 月龄 1 人、1 岁 15 人、2 岁 11 人、3 岁 1 人。

3.供应户调查

对丁某供应牛奶的 187 人进行了调查，其中，18 岁以下 68 人、成人 119 人。喝未添加脱氢乙酸钠牛奶的 19 人（10 名未成年人、9 名成年人）均无发病；喝添加脱氢乙酸钠牛奶的 168 人（58 名未成年人、110 名成年人）中 28 名儿童发病，这些发病儿童全部为 4 岁以下年龄，有 12 名喝添加脱氢乙酸钠牛奶的 4 岁以下儿童未发病，为饮奶量小于 0.2 kg/kg BW、一日三餐添加辅食的儿童。喝未添加脱氢乙酸钠牛奶的人群和喝添加脱氢乙酸钠牛奶的人群发病差别无统计学意义（x^2=3.724，$p>0.05$），4 岁以上的人员无发病，是因为不是以牛奶为主食（表 3-2）。

表 3-2 喝未添加脱氢乙酸钠牛奶的人群与喝添加脱氢乙酸钠牛奶的人群发病情况

是否添加脱氢乙酸钠	发病人数	未发病人数	合计
未添加脱氢乙酸钠	0	19	19
添加脱氢乙酸钠	28	140	168
合计	28	159	187

4. 未成年人喝入添加脱氢乙酸钠的牛奶剂量

对 7 月 20—23 日饮用丁某家牛奶的 58 名未成年人进行饮用牛奶量（kg/kg BW）的调查和分析，结果显示累计饮用牛奶量在 0.2～0.3 kg/kg 的人员发病最多，趋势卡方有统计学意义（x^2＝22.936， $p<0.05$）（表 3-3）。

表 3-3　20 日—23 日饮用丁某家添加脱氢乙酸钠牛奶的未成年人发病情况

饮用牛奶量（kg/kg BW）	< 0.1	0.1～	0.2～	0.3～0.4
发病人数	0	2	22	4
未发病人数	13	7	8	2
合计	13	9	30	6
OR 值	0	0.253	10.083	2.333
95%可信区间	——	0.048～1.341	3.000～33.892	0.392～13.875

5. 地区分布情况

28 例病例分布在 2 个镇、6 个村、14 个队，丁某家的牛奶主要供应至其所在的峡口镇的 4 个村子，且其所居住的郝渠村发病人数最多，为 11 例（表 3-4）。

表 3-4　28 例病例的地区分布情况

乡镇	村	人数/人
峡口镇	任桥村	5（3 队 2 人、5 队 1 人、6 队 2 人）
	郝渠村	11（5 队 1 人、7 队 2 人、10 队 8 人）
	巴闸村	2（2 队 1 人、6 队 1 人）
	沈闸村	4（3 队 1 人、5 队 2 人、10 队 1 人）
金积镇	大院子村	5（3 队 2 人、4 队 3 人）
	露天洼子村	1（6 队）

（六）生活饮用水调查

丁某家人和牲畜饮用水均取自自家的手压机井。丁某及其家人近期身体健康，无异常。

三、食品卫生学调查

1. 丁某家院子里除养殖的 25 头奶牛外，还养殖了鸡、鸽子，牛和鸡均为圈养，卫生条件差。7 月 26 日有一头小牛死亡，畜牧局尸检结果为非疾病死亡。

2. 7 头奶牛中有 1 头于 7 月 20 日发现乳腺炎，22 日注射兽用双黄连注射液 3 支。

3.7 头奶牛每天产奶约 100 kg,每天用挤奶器挤奶两次,时间为 6:00 和 18:00,由固定的两个不锈钢桶盛装,统一倒入两个不锈钢大桶里,经冷水降温处理和下午的牛奶一起经巴氏杀菌机、高温灭菌包装机包装处理后放入冰柜储存。第二天早晨用自己家的两轮摩托车配送到 6 个村出售。丁某家牛奶供应附近居民一年多,近半年每天销售牛奶约 60 kg,剩余 40 kg 牛奶供给自己家的小牛喝。

丁某于 2017 年 7 月 12 日购买巴氏杀菌机和高温灭菌包装机,14 日安装使用后村民反映早上购买的牛奶下午就有变质的现象,保鲜时间过短(14—18 日宁夏温度持续 40℃以上)。于是,丁某于 7 月 17 日从吴忠市利通区一销售食品添加剂的店里购得 3 袋 1kg 装的脱氢乙酸钠(南通奥凯生物技术开发有限公司生产),将 1 袋脱氢乙酸钠分成 4 份。于 19、20、21 日连续 3 d,将大约 100 kg 的牛奶经过巴氏杀菌机处理后,注入循环水冷却至 16℃,加入大约 250 g 脱氢乙酸钠进行搅拌后灌装。每天灌装的牛奶大约 100 kg,但仍有部分农户坚持要刚挤出来的新鲜牛奶,即不经过巴氏杀菌、未添加脱氢乙酸钠、未灌装的牛奶。

22 日下午听说有孩子住院后,丁某将 1 袋中剩余的 1 份(约 250 g)洒到了家门口的水渠里,被灌溉水冲进农田,剩余包装袋放在家中。另外 2 整袋脱氢乙酸钠扔到了黄河里。

盛装牛奶的不锈钢容器和不锈钢桶使用之后用热水和洗洁精清洗。

四、实验室检测

共采集样本 68 份,其中,牛奶 6 份、血样 27 份、尿样 9 份、便样 19 份、呕吐物 1 份、环境涂抹样本 5 份、脱氢乙酸钠样本 1 份,分别送北京市疾病控制中心、北京市 307 医院、宁夏疾病预防控制中心检测,检测项目包括脱氢乙酸钠、甲醛、重金属、致病菌等。

(一)宁夏疾病预防控制中心委托北京市疾病预防控制中心的检测结果

对 6 份牛奶(23 日 1 份、25 日 2 份,均为未添加脱氢乙酸钠的牛奶; 19 日、20 日、21 日各 1 份,为添加脱氢乙酸钠的牛奶)、9 份患病儿童静脉血样(25 日采集)、1 份袋装脱氢乙酸钠进行了检测。

1.采用毛细管电泳法对牛奶和血样样品中的脱氢乙酸进行了定量,用液相色谱-飞行时间质谱进行了定性,3 份未添加脱氢乙酸钠的牛奶中未检出脱氢乙酸;9 份血样的检测结果范围值为 0.08~0.26 g/kg;3 份添加脱氢乙酸钠的牛奶中检出脱氢乙酸的值分别为 1.69g/kg、1.95 g/kg、1.83g/kg。以上 6 份样品均未检出甲醛。

2.采用电感耦合等离子质谱法测定了 6 份牛奶中的铍、砷、铅、铬、镉、铊、汞等有害元素，结果均低于检出限。

3.采用核磁共振法测定了袋装脱氢乙酸钠样品，纯度较高，杂质含量过低。

（二）宁夏卫生计生委委托北京 307 医院的检测结果

1.送检 9 份患病儿童 23 日采集的静脉血样，检测出脱氢乙酸的范围值为 160.1～337.9μg/ml；送检 9 份患病儿童 25 日采集的静脉血样，检测结果范围值为 34.6～128μg/ml。

2.送检 9 份患病儿童 25 日采集的尿液，检测结果范围值为 2.1～14.1μg/ml。

（三）宁夏疾病预防控制中心的检测结果

1.诺如病毒检测：9 份便样、1 份呕吐物均为阴性。

2.致病菌检测：对 10 份便样、2 份添加脱氢乙酸钠的牛奶（21 日剩余）、2 份盛装牛奶的不锈钢桶涂抹样本、1 份盛装牛奶的不锈钢容器涂抹样本、2 份连接巴氏杀菌机和高温灭菌包装机的管子末端涂抹样本进行了金黄色葡萄球菌、沙门氏菌、志贺氏菌、致泻大肠埃希氏菌等的检测，结果均为阴性。

3.小鼠急性毒性试验：将 70 只小白鼠分成 7 个剂量组，雌雄各半，分别按照 5 g/kg、2.5 g/kg、1.25 g/kg、0.625 g/kg、0.4 g/kg、0.2 g/kg、0.1 g/kg 脱氢乙酸钠剂量进行灌胃；1.25～5.00 g/kg 剂量组全部死亡，0.625 g/kg 剩余 1 只；0.4 g/kg 剂量组半数死亡；0.2 g/kg 剂量组死亡 2 只；0.1 g/kg 剂量组无死亡现象，均正常。各中毒组出现不同程度的兴奋、惊厥、抽搐、沉郁、毛发竖起、活动减少、气喘等。

五、调查结论

此次事件是由饮用了超范围添加的脱氢乙酸钠牛奶引起的食源性疾病暴发事件，依据如下：

1.结合患者临床表现及实验室检测结果，排除感染性疾病（检测牛奶样品及环境样品中的 4 种致病菌，均为阴性），且潜伏期短，考虑为中毒。

2.症状相似，发病时间相对集中。

3.均为饮用丁某家添加了脱氢乙酸钠的牛奶后出现症状，饮用未添加脱氢乙酸钠16人（包括4名儿童）均未发病。

4. 添加了脱氢乙酸钠的牛奶中有机磷农药、重金属、甲醛等有毒有害化学污染物均小于检出限，排除其他化学污染物污染牛奶的可能性。

5. 临床表现与文献中检索到的脱氢乙酸钠在动物实验中表现出的中高剂量组中毒症状较为一致。毒理学急性毒性试验中，不同剂量浓度组小鼠均出现了类似发病儿童的嗜睡、抽搐、气喘等现象。

6. 丁某家停止供应添加脱氢乙酸钠的牛奶，且病例停止饮用问题牛奶后，未有新病例出现。

综上所述该事件是一起食品添加剂在牛奶中超范围使用导致的食源性疾病暴发事件。

六、控制措施

1. 做好患病儿童的救治。

2. 在丁某居住的镇子及附件的村镇搜集病例，及时送医。

3 开展入户宣传，停止食用丁某家牛奶，收集剩余的牛奶统一处理。

4. 做好家长的安抚工作。

5. 在当地开展乳品生产加工安全宣传，加强添加剂销售管理。

点评

这一事件发生后对全区乳及乳制品进行了应急检测，共采集乳及乳制品样品106份，其中从26家奶牛养殖基地、22家养殖户中采集原料奶66份，从超市采集奶粉4份，从超市及零售店采集巴氏杀菌乳和灭菌乳36份，均未检出脱氢乙酸钠。故该事件只是丁某的个人随意性行为导致。

优点：样品采集种类丰富，检测项目全面，进行了急性毒理试验；采集不同时间的患者血液，对评价治疗效果有直接帮助。

不足：对所有病例及喝了添加脱氢乙酸钠牛奶但未发病的人员进行了喝牛奶的频次和进食量的调查，但由于发病孩子大多数由老人照顾，频次、剂量描述不清，剂量-反应关系无法呈现；患者喝添加脱氢乙酸钠牛奶的时间与发病时间也不能确定，没有计算平均潜伏期。

案例二 一起疑似盐酸塞拉嗪污染牛肉引起的食源性疾病暴发事件调查

2013年5月19日11:28，宁夏医科大学附属医院急诊科收治了5名疑似食源性疾病患者，主要症状为口干、四肢无力、四肢麻木、视物模糊、嗜睡等。兴庆区疾病预防控制中心专业人员赶往医院和就餐地点进行流行病学调查。

一、基本情况

某餐厅位于银川市兴庆区丽景南街颐园小区门口，餐厅面积约200 m²，服务人员8人，其中，厨师2名、配菜员2名，厨房约30 m²、冰柜3台、保鲜柜1台，健康证齐全。2013年5月18日20:30，周某某、方某等6人在某餐厅就餐，进食食物为凉拌苦苦菜、蕨根粉、香菇油菜、花生毛豆双拼、烩牛肉、米饭，食物所需材料牛肉为前日采购，其他材料均为当日采购。聚餐于当日22:00结束。

二、现场流行病学调查

（一）病例定义及搜索

可能病例：2013年5月18日以来，在某餐厅就餐的人员中出现头晕、四肢无力、麻木，口干、视物模糊等任意两项症状者。

通过查阅银川市各级医疗机构门诊、急诊日志搜索病例，未发现其他相似症状病例。

（二）首发病例

周某某，女，31岁，5月18日22:00开始出现四肢无力、麻木，口干、视物模糊等症状，5月19日10:00在家人陪同下前往宁夏医科大学附属医院急诊科就诊。

（三）时间分布

6名就餐人员中马某未进食烩牛肉未发病，5名患者发病潜伏期均较短，首发病例就餐结束后即刻出现症状，其余4名在就餐结束后10～30 min发病。

（五）年龄、性别发布

发病5人中男性1人，女性4人，其中有2名儿童。发病年龄在7～36岁，聚餐前无共同就餐史。

（六）临床症状分布

临床症状相似，以神经系统症状为主，主要为口干、乏力、四肢无力、四肢麻木、视物模糊等（表3-5）。

表 3-5　病例临床症状分布（n=5）

症状	人数	比例/%
口干	4	80.00
乏力	4	80.00
四肢麻木	4	80.00
视物模糊	4	80.00
四肢无力	3	60.00
嗜睡	2	40.00

三、食品卫生学调查

该餐厅容器、案板及刀具有生熟标识，食物原料采购有记录，可溯源，牛肉定点配送。5 月 18 日在该餐厅就餐的人员大约有 20 桌，牛肉的用量比较大。

四、实验室检测结果

采集熟牛肉两份、生牛肉两份均未检出盐酸塞拉嗪。

五、调查结论

依据现场流行病学调查、患者临床症状高度怀疑由盐酸塞拉嗪污染牛肉引起的食源性疾病暴发事件。

1. 共同进食烩牛肉的 5 名共餐人员均出现口干、四肢无力、四肢麻木、视物模糊、乏力等症状，未进食烩牛肉的同一餐次人员未发病。

2. 发病潜伏期短，就餐结束后即刻发病。

3. 被盐酸塞拉嗪污染的牛肉可能只是某局部部位，恰好被这 5 人食用，故其他就餐人员未发病。

六、控制措施

1. 积极治疗患者。

2. 市场监督管理局、农牧局等执法部门依法封存剩余的可疑食品。

3. 追踪定点配送牛肉商家其他牛肉的去向，主动搜索食用该牛肉的其他人员，询问是否有类似症状。

4. 加大食品安全知识宣传，提高群众食品安全意识。

5. 加大食品安全监管力度，对肉类屠宰、加工、销售点进行一次拉网式检查，严防此类食源性疾病事件再次发生。

点评

盐酸赛拉嗪，商品名陆眠灵（鹿眠灵），为 α_2-肾上腺素能受体激动药，化学名称为 2，6-二甲苯胺噻嗪，是国内外常用的兽用麻醉药，具有中枢性镇静、镇痛和肌松作用。盐酸赛拉嗪与其他药物复合麻醉现已广泛用于马、牛、羊、犬、猫、兔等多种动物及各种野生动物的临床检查及各种手术。研究表明盐酸赛拉嗪在牛身上吸收、代谢迅速，起效快，且仅能在注射部位检出盐酸赛拉嗪成分。在经过高温煮制后仍能检出盐酸赛拉嗪成分，说明盐酸赛拉嗪的耐热稳定性很好，不容易变性，残留可能性大，除注射部位外，其他肌肉组织中含量极低。此外，盐酸赛拉嗪对中枢神经系统有直接抑制作用，在体内吸收、代谢比较迅速、彻底，大部分代谢物通过尿液排泄。

该起事件没有在食物样检出盐酸塞拉嗪，可能检测的样品正好没有被污染，符合牛被注射盐酸赛拉嗪局部被污染的特点。流调人员没有采集血样进行送检。但共同就餐餐次明确，病例的临床症状十分典型。

不足：潜伏期计算不准确，如果考虑牛肉为疑似食物，应以进食"烩牛肉"时间算起，而不应以离开餐厅时间算；当天餐厅采购、销售的牛肉量没有调查清楚；患者进食牛肉及喝汤的量没有详细调查，特别是未发病的一人是否也没喝汤；对牛肉的"源头"没有进行调查。

案例三 一起盐酸塞拉嗪污染牛肉引起的家庭食源性疾病暴发事件调查

2015 年 5 月 4 日 11:15，中宁县疾病预防控制中心接到该县人民医院报告：大战场镇有 5 名居民因头痛、头晕、口干及四肢麻木、浑身无力等症状前来就诊。中宁县疾病预防控制中心立即组织专业技术人员赶赴县人民医院进行调查。

一、基本情况

2015 年 5 月 3 日 19:00，大战场镇某村五队居民虎某某因家中盖房用餐，在大战场镇屠宰场购买 4 月 26 日屠宰的经冷冻储存的生牛肉 1kg，用塑料袋包装，回家后室内常温开口放置。5 月 4 日 7:00 左右虎某某的妻子开始加工，因其感觉肉色不新鲜，故先分块进行水焯，然后与粉条混炒约 20min。7:30 开始进食，进食食物有白饼（5月4日早晨家门口购买）、牛肉炒粉条。进食人员有虎某某及其妻子、亲戚、邻居等 5 人。8:00 左右，1 人出现头晕、头疼、恶心等症状，随后虎某某妻子等人出现口干、麻木、头痛、头晕、四肢无力等症状，并相继晕倒。8:30 左右，邻居马某及其妻前来帮忙干活，发现上述五人均躺倒在地，立即拨打了 110。

二、流行病学调查

（一）临床表现

5 例患者临床表现为口干、口唇及四肢麻木、浑身无力、头痛、头晕、眼花、恶心、腹痛、面色苍白、嗜睡、昏迷等症状，无呕吐、腹泻、抽搐、脱水、面色青紫等症状。4 人均出现了心率缓慢、血压降低、瞳孔缩小等体征。

（二）时间分布

首发病例于 5 月 4 日 8:00 发病。其他人于 8:30 相继发病，发病潜伏期为 1h。

（三）人群分布

5 例患者中男性 4 人、女性 1 人，年龄最大 44 岁、最小 36 岁。

三、实验室检测

5 例患者血清中均检出盐酸赛拉嗪。

四、调查结论

根据共同进食、临床症状、发病潜伏期以及实验室检测结果，判定该起事件为盐酸塞拉嗪污染牛肉而导致的中毒。

五、控制措施

1.积极治疗患者。

2.市场监督管理局等部门依法封存屠宰场剩余的所有可疑食品。

3.追踪已出售生牛肉的去向，主动搜索食用该牛肉的其他人员，并进行严密的医学观察。

4.在养殖户、屠宰场进行食品安全知识的宣传，提高群众食品安全意识。

5.加大食品安全监管力度，对全县肉类屠宰、加工、销售点进行一次拉网式检查，严防此类事件再次发生。

点评

经调查，盐酸赛拉嗪可能污染牛肉的原因：一是养殖户为骗取保险，给健康的牛注射了盐酸赛拉嗪，但由于剂量掌握不当，过量注射致牛死亡，牛肉流入市场；二是在屠宰牛之前使用盐酸赛拉嗪，将牛麻醉后进行屠宰；三是为方便运输，给健康的牛注射了盐酸赛拉嗪。宁夏是我国回族聚居地，牛肉是宁夏居民的主要食用肉之一，牛肉产业是宁夏最具区位优势和民族特色产业。因此，加强牛肉的风险管控显得尤为重要。

优点：实验室检测结果明确，临床症状典型。

不足：所购牛肉为 4 月 26 日屠宰，5 月 3 日购买，没有对屠宰、销售等情况进行调查，对病例搜索造成一定的影响，措施没有明确"搜索"的时间、范围等；调查不细致，对每名患者的食用量、潜伏期没有进行详细调查。

案例四　一起家庭亚硝酸盐中毒事件调查

2012 年 4 月 17 日晚，宁东医院报告一起 5 人的食物中毒事件。4 月 18 日，宁夏疾病预防控制中心组织相关专业技术人员对该事件进行了调查核实。

一、基本情况

刘某某，男，57 岁。4 月 17 日 12:30，刘某某用高压锅蒸煮排骨，为装修房屋的 4 名工人准备午餐，并共同进餐。进餐约 30min 后，在收拾碗筷时晕倒，随即被送往宁东医院救治。18:00，转院至宁夏医科大学附属医院急诊科救治，入院时颜面青紫、恶心、呕吐（呕吐物为胃内容物）。

其余 4 名均为男性，年龄在 20～30 岁，用餐 1h 后，都出现不同程度的头痛、头晕、恶心、呕吐及口唇青紫等症状，随后到宁东医院就诊。

二、流行病学史

5 名中毒患者属雇佣关系，刘某某为雇主（平素体健），其余 4 名工人为雇员。4 名装修工人为刘某某装修房屋（该房屋装修前是餐厅，有残存的亚硝酸盐）。4 月 17 日中午，刘某某为 4 名工人准备午餐，用高压锅蒸煮了 3.5～4.0kg 排骨，误将房屋中残存的亚硝酸盐作为食盐放入菜中。

5 名中毒患者在宁东医院治疗时，采用美兰等特效解毒药治疗后，症状明显缓解。刘某某因年龄大，症状较重，于当日 18:00 转院至宁夏医科大学附属医院急诊科救治。

三、事件判定

根据患者的临床表现，结合流行病学调查结果，判定该事件是由于误食亚硝酸盐引起的食物中毒。

四、防控措施

1.家中的亚硝酸盐残存物由银川市食品药品安全监督所处理。

2.对家中残存的排骨等食物进行销毁处理。

3.继续采用美兰等特效解毒药进行对症治疗。

4.辖区开展亚硝酸盐危害知识的相关宣传教育工作。

点评

不足：家中的亚硝酸盐来自哪里，用来做什么的未调查清楚；5 名中毒患者的具体进餐时间不清楚，发病时间不具体；亚硝酸盐的用量多少没有调查，治疗是否有效也没有说明。

第四章　有毒植物及其毒素

案例一　一起家庭聚餐引起的食源性疾病暴发事件调查

2015 年 5 月 12 日 11:00,西夏区疾病预防控制中心接到宁夏第三人民医院电话报告：宁夏第三人民医院急诊科收治了多例因在南梁农场一家庭聚餐后引起的疑似食源性疾病病例。接到报告后，西夏区疾病预防控制中心立即派专业人员前往该医院，初步核实后立即向西夏区卫生计生局及银川市疾病预防控制中心报告；宁夏疾病预防控制中心接到银川市疾病预防控制中心报告后派专业人员前往事件发生地进行调查。

一、基本情况

南梁农场居民胡某于 2015 年 5 月 12 日 6:30 在家中举办活动，共有 52 人参加。其中，亲属 33 人、其他人员 19 人。参加人员于 5 月 12 日 6:30—8:00 食用由胡某家统一提供的早餐。餐后半小时，有 29 人陆续出现头晕、头痛、恶心、呕吐等症状，其中 15 人在宁夏第三人民医院就诊，1 人在宁夏人民医院西夏分院就诊，其余未就诊。经过治疗后，16 例就诊患者全部在 2015 年 5 月 14 日上午痊愈出院。

二、流行病学调查

（一）病例定义

5 月 12 日在南梁农场胡某家中参加活动的就餐人员中，出现腹痛、头痛、头晕、恶心、呕吐、乏力、口干、昏迷、嗜睡症状中的任意 2 种及以上症状者。

（二）临床表现

符合病例定义的有 23 人，患者的神经系统症状比较明显（表 4-1）。

表 4-1　病例临床症状分布（n=23）

症状	人数	百分比/%
头晕	22	95.65
恶心	12	52.17
呕吐	10	43.48
头痛	12	52.17
腹痛	5	21.74
乏力、口干	4	17.39
发热	3	13.04
幻听、幻视	2	8.70
腹泻	1	4.35
昏迷、嗜睡	1	4.35

（三）首发病例

黄某某，男，52岁。2015年5月12日6:30用餐，7:00出现头痛、头晕、恶心、呕吐等症状。

（四）时间分布

首发病例发病为12日7:00，末例发病为当日11:00，平均潜伏期4h，发病高峰集中在5月12日10:00—11:00（图4-1）。

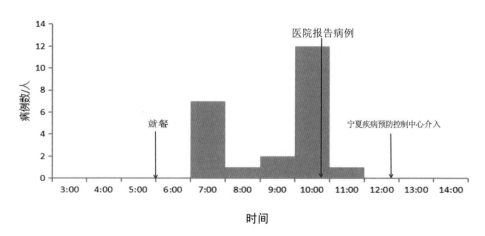

图 4-1　患者发病时间流行曲线

（五）发病年龄分布

发病年龄最小 5 岁，最大 68 岁。

三、食品卫生学调查

胡某家位于南梁农场场部，由两间砖木结构平房及一个小院子构成。院内有一个牲畜圈。厨房是与住房连在一起的约 4 ㎡ 的小屋，无防蝇及防尘设施，有上水无下水，卫生条件差。

聚餐食用的食物为前一天自家制作的馒头和油饼，煮熟的羊肉和烩菜。烩菜的加工过程为：先将自家养殖屠宰的羊肉煮熟，取出一部分切碎放入调味品用油炒好，再加入用开水氽过的萝卜、胡萝卜及粉条、凉粉烩制而成。

聚餐后剩余的两盆烩菜、一盘熟羊肉和炸好的辣椒油堆放在桌子上，馒头和油饼储藏在家中冰箱内。食用盐为市场销售的袋装精制湖盐。

食用油是将自榨的大麻子油与胡麻油按 3∶1 的比例混合制成，用来炸油饼、辣椒、炒菜。

四、实验室检测

对现场采集的熟羊肉、烩菜、食用油、香菜等样品及在医院采集的患者呕吐物进行了检测。烩菜中的亚硝酸盐含量为 1.02 mg/kg，患者胃容物中亚硝酸盐含量为 2.05 mg/L，均低于中毒剂量；毒鼠强、有机磷农药等毒物均未检出。

五、调查结论

经自治区、市、县疾病预防控制中心专家集体讨论，依据 GB 14938—94 食物中毒诊断标准及处理总则中的动物性和植物性食物中毒诊断标准总则，判定这是一起由大麻子油引起的食源性疾病暴发事件，依据为：

1. 此次事件中所有病例均参加了 2015 年 5 月 12 日上午胡某家中的聚餐，共同食用过胡某家中制作的油饼、烩菜。

2. 就餐所用的食材均为新鲜原料，羊肉是 11 日宰杀并于当晚 9∶00 左右煮好，虽在常温下放置 5h 后再加工供餐，但 11 日夜间的气温仅为 9℃，不利于微生物繁殖。同时根据患者潜伏期较短、临床血常规检查无异常等情况，可以排除微生物污染。

3. 样品中亚硝酸盐含量低于中毒剂量，并未检出含有毒鼠强、有机磷农药等其他化学性毒物，可以排除化学性物质污染。

4. 胡某家的食用油是由自榨的大麻籽油与胡麻油按 3：1 的比例制成的混合油，颜色为浅绿色。大麻子油内含大麻酚，少量食用时无毒性作用，而一次过多地食用（如吃油条、油饼等）则可中毒。大麻子油中的毒性物质是四氢大麻酚、大麻二酚、大麻酚。大麻子油中毒潜伏期为 30min 至 2h，中毒临床表现为头晕、口干、恶心、手足麻木、走路不稳，重者兴奋异常（如多语幻视、哭笑无常）转为抑郁、昏睡。大麻子油中毒的症状和潜伏期与本次发病患者的症状和潜伏期吻合。

六、控制措施

1. 积极救治住院及留观患者，密切关注患者病情变化。

2. 对胡某家自制食用油及剩余食品进行销毁，彻底清洗加工用具。

3. 加强食品安全知识宣传，提高食品安全意识，使村民了解大麻子油的毒性。

点评

实验室没有检测出大麻子油中的毒性物质四氢大麻酚、大麻二酚及大麻酚，但临床症状典型，大麻籽油食用明确，故可依据流行病学调查结果判定；在调查过程中，病例进食油饼、烩菜的剂量无法描述清楚，所以剂量-效应关系无法判定。

优点：严格依据诊断标准组织专家对事件性质进行判断。

不足：患者血常规结果没有记录；对检出亚硝酸盐的结果没有进行解释；胡某家大麻油的食用习惯和此次用油的配制时间没有调查。

案例二 一起食用四季豆引起的食源性疾病暴发事件调查

2016 年 1 月 20 日 17:50，盐池县疾病预防控制中心接到盐池县人民医院报告，某化工厂有 24 名员工出现恶心、呕吐、腹痛、腹泻等症状到医院就诊，患者有共同进餐史，疑为食物中毒。接到报告后，盐池县疾病预防控制中心立即组织人员到县医院和该化工厂进行现场流行病学调查。

一、基本情况

2016 年 1 月 20 日 12:00，某公司 80 名员工在公司集中就餐结束后，员工陈某某于 13:00 出现恶心、呕吐、腹痛等症状。之后其他员工陆续出现类似症状，患者到盐池县人民医院传染病科就诊，截至当日 18:00 共接诊该化工厂患者 24 例，初步诊断"中毒性胃肠炎待查？"，病例全部门诊留观。每人口服藿香正气水两支，症状较重的给予静脉输液葡萄糖生理盐水各 250 ml，加维生素 C 2 g、维生素 B_6 20 mg、左氧氟沙星 0.2 g 及阿托品 0.3 g，用药后症状明显好转，20 日均出院。无重症及死亡病例发生。

二、流行病学调查

（一）病例定义

1 月 20 日 12:00 在该公司餐厅进餐后，出现腹痛、腹泻（≥3 次/24h，且粪便性状改变）伴恶心、呕吐、头晕等症状之一的病例。

（二）流行病学调查概况及临床表现

参与就餐者为该公司 80 名员工，发病 24 人，罹患率 30%。其中，男性 17 人、女性 7 人；年龄最大 48 岁、最小 19 岁。最短潜伏期 1h，最长潜伏期 4h。临床症状均以恶心、呕吐、腹痛、腹泻、头晕症状为主，个别患者有四肢麻木，胸闷症状。14 人白细胞、中性粒细胞升高。

（三）进食情况调查

2016 年 1 月 20 日，该公司早餐就餐员工 89 人，有稀饭、馒头、榨菜。午餐有 80 人就餐，未食用午餐的 9 人未发病；用午餐的 80 名员工就餐主食为大米饭，菜为炒白菜、四季豆炒肉。发病 24 人均吃过四季豆炒肉，56 人因四季豆口感较硬，颜色呈深绿色而未食用。

三、食品卫生学调查

该公司餐厅为一百余人供餐，后厨及餐厅布局合理，清洁消毒设施完善，盛饭菜容器都经过消毒处理。食材原料储存场所卫生状况良好，供水系统设计布局合理，饮用水由盐池县自来水公司统一供应。有采购食物台账登记，厨师和服务员都持有效健康证、卫生知识培训证，近期无身体不适。

四、调查结论

1.发病潜伏期较短，约 1h。

2.只进食早餐的职工未发病、午餐未进食四季豆的职工也未发病。

3.部分病例白细胞升高、中性粒细胞升高，均无发热，且对症治疗后效果明显。

4.临床症状和四季豆中毒的症状相吻合。

故判定为四季豆未煮熟引起的食源性疾病事件。

五、控制措施

1. 监管部门应加强对集体食堂的监督管理。

2. 对剩余食物进行处理，彻底清洗餐盘用具。

3. 加强食品安全知识宣传，提高食品安全意识，做到加工食品保证蒸熟煮透，避免出现因烹煮不熟导致的食品安全问题。

点评

四季豆又称菜豆、刀豆等，是一种全区各地均有种植和普遍使用的蔬菜。四季豆含有皂苷和植物凝集素等天然毒素，若烹调加工方式不正确，毒素没有被完全破坏可导致人体中毒。中毒多发生在家庭和集体食堂，主要因为未烧熟煮透而引起。相关部门应做好四季豆中毒知识的宣传教育。

不足：没有对 24 名患者的流行病学调查资料进行详细分析；对患者就诊时间、出院时间等描述不精确；对可疑食品的加工过程没有进行深入了解；从业人员的信息不完整。

案例三　一起曼陀罗引起的食源性疾病暴发事件调查

2019 年 6 月 7 日 22:00，中卫市疾病预防控制中心接到中卫市卫生健康委电话：中卫市人民医院急诊科接诊 6 名以"头晕、恶心、呕吐"为主诉症状的患者，要求立即派人前往医院调查。中卫市疾病预防控制中心立即组织专业技术人员到达医院开展流行病学调查工作。

一、基本情况

6 例病例均在中卫市沙坡头区滨河镇旭日隆祥小区张某家就餐，2 名男性、4 名女性。6 月 7 日 19:30 左右，张某家人、亲戚朋友共 10 人在家中聚餐，就餐食物有清蒸螃蟹、羊肉、豆角、凉拌苦苦菜、清炒菠菜。20:00 左右，就餐者中陆续出现头晕、恶心、呕吐、舌头发麻、眼结膜充血等症状，22:00 共有 6 人发病，其中 3 名病例出现意识障碍、幻觉。

二、流行病学调查

（一）病例定义

6月7日晚在滨河镇旭日隆祥小区张某家就餐，出现头晕、口干、恶心、呕吐、黏膜充血、舌头发麻、下肢乏力、意识障碍、幻觉等任意2种及以上症状者。

（二）临床表现

患者的症状以头晕、口干、恶心为主（表4-2）。

表4-2　病例临床症状分布（n=6）

症状	人数	比例/%
头晕	6	100.00
口干	6	100.00
恶心	5	83.33
下肢乏力	3	50.00
舌头发麻	3	50.00
意识障碍	3	50.00
幻觉	3	50.00
黏膜充血	2	33.33
呕吐	1	16.67

（三）发病潜伏期

首例病例发病时间为6月7日20:00，末例病例发病时间为6月7日22:00，最短潜伏期为0.5h，最长潜伏期为2.5h。

（四）人群分布

6名发病者中年龄最小50岁，最大53岁，男性2名，女性4名。

三、食品卫生学调查

可疑食品为清炒菠菜，菠菜为张某自家菜园中种植，菠菜中混杂着其他植物，一起进行清炒。共同就餐有10人，未食用清炒菠菜的4人均未出现头晕、恶心等不适症状。进食清炒菠菜较多的3人症状较重，出现意识障碍和幻觉。

四、植物鉴定

中卫市疾病预防控制中心专业技术人员采集张某家菜园中和菠菜种植在一起的植物，经相关部门鉴定为曼陀罗（图4-2）。

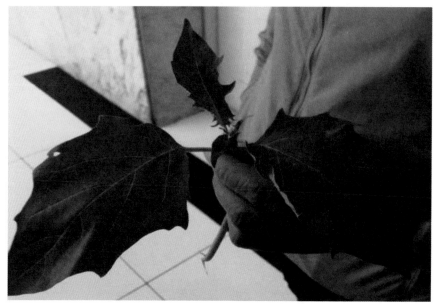

图 4-2　张某家菜园中采集的曼陀罗

五、调查结论

本次事件的病例临床表现以头晕、口干、恶心、舌头发麻、下肢乏力等神经系统症状为主，重者出现意识障碍等；发病较快，潜伏期 0.5～2.5 h，符合曼陀罗中毒的临床表现；张某家菜园里的野菜也证实为曼陀罗。故本次事件为一起进食曼陀罗引起的食源性疾病事件。

六、控制措施

1.清除张某家菜地里的曼陀罗等野生植物。

2.在该小区和附近小区张贴启事，提醒居民不认识的植物不能采摘进食，提高人民群众安全就餐的意识。

3.市场监管部门加强对有毒有害植物种子流通的管理。

点评

曼陀罗常生于荒地、旱地、宅旁、向阳山坡、林缘、草地，喜温暖、向阳及排水良好的砂质壤土。此案例为以后的食品安全科普宣传和中毒处置提供参考。

优点：进行了植物采集、鉴定，为判断事件性质提供支持。

不足：食品加工过程未进行描述；患者进食量不具体，没有反映出剂量-效应关系；食品卫生学调查不详细；流行病学资料分析不充分。

案例四　一起食用曼陀罗根引起的食源性疾病暴发事件调查

2018年3月18日16：40，原州区疾病预防控制中心接到固原市人民医院电话，该地区彭堡镇闫堡村某蔬菜合作社基地6名贵州籍人员以头晕、头痛、恶心等症状就诊。原州区疾病预防控制中心立即会同固原市疾病预防控制中心专业人员前往该医院进行调查核实。

一、基本情况

某蔬菜合作社基地共有务工人员58人。该基地食堂于3月18日11：30将米饭由蒸车蒸熟后，统一提供给务工人员，菜由工人自行解决。其中6名贵州籍务工人员食用未加工的野草根，其他52名工人未食用该野草根。

二、流行病学调查

（一）病例定义

3月18日以来，在原州区彭堡镇闫堡村某蔬菜合作社基地出现头晕，伴有头痛、恶心、烦躁、意识模糊、瞳孔散大等症状之一者。

（二）病例搜索

3月18—19日，对原州区彭堡镇闫堡村某蔬菜合作社基地进行病例搜索，未搜索到相同症状的人员；对原州区彭堡镇闫堡村某蔬菜合作社基地周边医疗机构进行病例搜索，未搜索到相同症状的就诊人员。

（三）临床症状

6 例病例的临床表现主要为头晕、头痛、恶心等症状，其中，头晕 6 人、头痛 6 人、恶心 6 人、烦躁 2 人、瞳孔散大 2 人、意识模糊 1 人。

（四）首发病例

杨某某，女，35 岁，贵州籍。3 月 18 日 13:30 出现头晕、头痛、恶心、意识模糊等症状，送至固原市人民医院给予洗胃及对症治疗，症状未缓解，于 3 月 18 日 19 时转往宁夏医科大学总医院。

（五）时间分布

6 例病例发病最短潜伏期为 2h，最长潜伏期为 2.5h。

（六）性别、年龄分布

6 例病例中，女性 5 人、男性 1 人；最小发病年龄 35 岁、最大发病年龄 72 岁。

三、食品卫生学调查

基地食堂只有 1 名厨师，身体健康，无健康证明，手部皮肤无破损；食堂只提供主食，菜由工人自行解决。

四、实验室检测

共采集样本 7 份，其中，剩余野草根 1 份、病例胃洗脱液 6 份，由宁夏疾病预防控制中心检测，均检出莨菪碱、阿托品（曼陀罗的有毒成分）。

五、调查结论

1. 6 名贵州籍工人食用自采的野草根出现症状，该基地未食用野草根的 52 名务工人员未出现相同症状。

2. 患者发病潜伏期短，首发病例 2h 出现症状。

3. 野草根、胃洗脱液均检出曼陀罗的有毒成分莨菪碱、阿托品。

综上所述，判定该事件为一起食用曼陀罗根导致的食源性疾病事件。

六、控制措施

1. 做好患者的救治工作。

2. 对外来务工人员进行食品安全宣传教育，禁止食用不明来源的野生植物。

3. 对原州区卫生院医务人员进行野生植物中毒知识培训，增强毒物中毒的急救意识。

点评

病例用曼陀罗根作下饭菜引起中毒,虽然罕见,但可作为处理食源性疾病暴发事件的知识储备。

不足:野菜根的来源没有描述,可能会导致采取措施不全面;菜由农民工自行解决的情况没有说明;是否存在其他食品安全隐患没有考虑。

案例五 一起天仙子引起的食源性疾病暴发事件调查

2015 年 5 月 13 日 15:24,石嘴山市疾病预防控制中心接到石嘴山市第二人民医院电话报告:接诊疑似食物中毒患者 2 人,均在急诊科留观。石嘴山市疾病预防控制中心立即派 3 名专业人员到现场开展调查。

一、基本情况

2 名患者为夫妻,家中无其他共同居住成员。5 月 13 日 7:50 进食早餐:稀饭,凉拌野菜(自采);9:00 左右出现头晕、走路醉酒状、面色潮红等症状。10:00 左右 2 人被送到石嘴山市福兴医院就诊。接诊医生给予维生素 C、维生素 B$_6$、奥美拉唑等药物治疗,13:00 左右转至石嘴山市第二人民医院,诊断为食物中毒。

二、流行病学调查

(一)临床症状

2 名患者均有不同程度的神志不清,呈醉酒状,无恶心、呕吐及腹泻症状。

(二)实验室辅助检查

因家属不同意,未采集到男性患者的血样。女性患者白细胞 $3.16×10^9$/L,谷丙转氨酶 148 IU/L,谷草转氨酶 107 IU/L,总铁结合力 32.50 μmol/L,载脂蛋白 B 0.50 g/L。

三、植物鉴定

根据患者描述,到患者采集野菜的地点

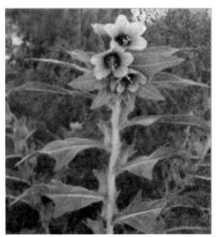

图 4-3 采集野菜地点发现的天仙子

采集野生植物让其辨认,确认为是其所食用的植物(图 4-3)。为明确植物种类,将照片发中科院寻求帮助,经中科院专家对图片鉴定,判定该野生植物为天仙子,又名莨菪子、熏牙子，为茄科植物。天仙子的种子中含有丰富的莨菪碱、阿托品、东莨菪碱等，因误服叶、根、花、枝、种子过量均可出现中毒症状，为面红、烦躁、哭笑不止、谵语、幻觉、口干肤燥、瞳孔散大、脉数等。严重者可致昏睡，甚至昏迷死亡。

四、调查结论

根据患者的临床表现、现场调查情况、植物鉴定，判断此次事件为食用天仙子引起的中毒。

五、控制措施

1. 做好患者的治疗工作。

2. 对吃剩下的食物进行处理。

3. 辖区内各医院密切关注近期有无类似症状的患者就诊，发现异常及时向卫生行政部门报告。

4. 广泛开展关于食源性疾病的卫生知识宣传，教育群众不吃不认识的野菜。

点评

天仙子常生于山坡、路旁、住宅区及河岸沙地。此案例临床症状典型，进食野菜明确，为以后的食品安全科普宣传和中毒处置提供参考。

优点：通过发送图片请专家对植物进行鉴定，对明确事件性质提供了有力支持。

不足：调查资料不完整，关键细节没有交代清楚，如什么时间食用野菜，野菜采集地点、如何加工，患者的治疗效果等。

第五章 真菌及其毒素

2015-2020 年宁夏野生蘑菇引起的食源性疾病暴发事件分析

我国生长的蘑菇约 700 多种，其中含有剧毒可致死的近 10 种。因毒蘑菇误食中毒，轻者可造成恶心、呕吐、腹痛、腹泻等症状，严重的可以引起人体脏器的损害，甚至死亡。宁夏从 2015 年开始夏秋季雨水较多，野生蘑菇生长旺盛，群众误食野生毒蘑菇中毒事件时有发生。

一、年份分布

宁夏从 2015 年开始有野生蘑菇中毒事件报告，连续 6 年均有发生，2018 年发生起数最多，发病人数亦最多（表 5-1）。

表 5-1 2015 — 2020 年宁夏蘑菇中毒事件分布情况

发生年份	起数	发病人数	死亡人数
2015	3	13	0
2016	5	20	1
2017	2	6	1
2018	14	41	1
2019	2	4	0
2020	6	16	0
合计	32	100	3

二、地区分布

宁夏有 9 个县（区）发生野生蘑菇中毒事件，银川市最多。6 年累计死亡 3 人（表 5-2）。

表 5-2　2015 — 2020 年宁夏蘑菇中毒事件地区分布情况

地区	起数	发病人数	死亡人数
兴庆区	2	6	0
金凤区	13	42	1
西夏区	2	8	0
永宁县	3	9	1
贺兰县	1	3	0
灵武县	1	6	0
大武口区	7	16	1
平罗县	1	3	0
盐池县	2	7	0
合计	32	100	3

三、月份分布

发生地点以家庭为主，发生时间为 6—11 月，8 月份发生事件数最多，全部为自行采集野生蘑菇（表 5-3）。

表 5-3　2015 — 2020 年宁夏蘑菇中毒事件月份分布情况

发生月份	起数	发病人数	死亡人数
6	1	5	0
8	17	49	2
9	8	22	1
10	5	18	0
11	1	6	0
合计	32	100	3

四、临床症状

根据作用靶器官的不同，蘑菇中毒症状分为以下 7 种类型：胃肠炎型、急性肝损害型、急性肾衰竭型、神经精神型、溶血型、横纹肌溶解型和光敏皮炎型。宁夏发生的野生蘑菇中毒以胃肠炎型为主，急性肝损害、神经精神型、溶血型亦有发生（表 5-4）。

表 5-4 2015—2020 年宁夏蘑菇中毒病例临床症状分布（$n=100$）

症状	人数	比例/%
恶心	85	85.00
呕吐	80	80.00
腹泻	72	72.00
腹痛	37	37.00
头晕	14	14.00
头痛	14	14.00
出汗	19	19.00
视力模糊	11	11.00
口干	6	6.00
感觉麻木	4	4.00
手足抽搐	3	3.00
昏迷	2	2.00
其他	5	5.00

五、控制措施

1. 充分利用电视、广播、报纸、网络、微信等媒体，加强食品安全知识科普宣传。在农贸市场、乡镇村（社区）、超市、学校及职工食堂、农家乐、餐饮企业等地方广泛张贴有关野生毒蘑菇鉴别及科学防控等知识宣传单，提高群众对野生毒蘑菇的鉴别能力，告诫群众不采摘、不购买、不食用野生蘑菇。

2. 积极做好蘑菇中毒各项应急准备工作，应急队伍、应急预案及应急物资储备要及时到位。如果食用野生蘑菇后，出现头昏、恶心、呕吐、腹痛、腹泻、烦躁不安或其他不适等中毒症状，应立即先采用简易方法进行催吐，并尽快送到就近医疗机构诊治；接诊医疗机构要在第一时间内上报食源性疾病监测网。

3. 学校、医院、单位及建筑工地食堂、农家乐、餐饮业要认真落实各项食品安全管理制度，严把原料采购关，加强原料检查，禁止采购和使用野生蘑菇，防止集体性食源性疾病事件的发生。

4. 职能部门要加大农贸市场、超市、集镇等市场巡查力度，防止野生毒蘑菇流入市场，尤其要加强对学校、机关、企业事业单位及建筑工地食堂、农家乐、餐饮企业以及农村自办家宴的监督检查，避免发生野生蘑菇引起的群体性食源性疾病事件。

案例一　一起家庭蘑菇中毒暴发事件调查

2018年8月15日8:30，贺兰县疾病预防控制中心接到贺兰县人民医院电话：该院急诊科收治3名患者（为同一家人），有恶心、呕吐、腹痛、腹泻等症状，怀疑食源性疾病事件。贺兰县疾病预防控制中心立即安排相关人员于8:38到达贺兰县人民医院进行流行病学调查。

一、基本情况

3名患者居住于贺兰县太阳城，家里共有4人。该家庭8月14日中午进食野生蘑菇面，12—14日其余餐次无异常饮食。

二、流行病学调查

（一）发病情况

该家庭4人于8月14日12:30开始进餐，食物为野生蘑菇面（野生蘑菇于10:00左右从小区外树林中采回，采食量不记得）。该家庭3岁小孩只进食3口面食，未进食蘑菇，未发病。其余3人于8月15日1:45陆续出现恶心、呕吐、腹痛、腹泻等症状到贺兰县人民医院诊治，血常规均正常，1例谷丙转氨酶升高。给予抗炎对症治疗，当日3人均转入宁夏医科大学总医院急诊科，以野生蘑菇中毒监护治疗，3例患者均痊愈。

（二）发病时间

首例病例发病时间为8月15日1:45，末例病例发病时间为15日3:00。

（三）发病年龄和性别

男性1人、女性2人；年龄最大89岁、最小58岁。

三、实验室检测结果

经宁夏疾病预防控制中心对采集的野生蘑菇进行检测，检出剧毒环状七肽化合物：α-鹅膏毒肽、β-鹅膏毒肽和γ-鹅膏毒肽。

四、调查结论

1.4人共同就餐，3人发病。未发病人员为1名3岁小孩，只进食3口面食，未进食蘑菇。

2.临床表现主要为恶心、呕吐、腹痛、腹泻等消化道症状。

3.采集的野生蘑菇检测出剧毒环状七肽化合物：α-鹅膏毒肽、β-鹅膏毒肽和γ-鹅膏毒肽。

根据以上调查结果，判定本次事件为一起食用野生蘑菇引起的家庭中毒事件。

五、控制措施

1.积极救治中毒患者。

2.对患者、小区居民宣传食品安全知识，不吃有毒或可能引起中毒的食物，防范生活中可能发生的食品安全事故。

3.通过媒体信息平台向群众宣传野生蘑菇中毒的危害，告诫群众不采摘、不购买、不食用野生蘑菇。

点评

开展个案流行病学调查及时，流行病学调查资料准确，检测结果可靠，为正确分析事件原因和提出控制措施提供了有力证据。

不足：首例病例 15 日 1:45 发病，但对 14 日的晚餐没有详细描述；对每个病例的进食及加工过程没有描述；判断依据中缺少患者潜伏期与"剧毒环状七肽化合物"中毒是否相符的支持。

案例二　一起野生蘑菇引起的食源性疾病暴发事件调查

2018 年 7 月 29 日 10:30 左右，石嘴山市疾病预防控制中心接到石嘴山市第二人民医院电话报告，接诊疑似食源性疾病患者 4 人，4 名患者均出现不同程度的肝、肾功能损伤。石嘴山市疾病预防控制中心立即安排相关人员到达医院进行流行病学调查。

一、基本情况

4 名患者于 7 月 27 日 18:00 左右在刘某家中食用了蘑菇炒肉、芹菜炒肉、鸡蛋汤，其中蘑菇是刘某从树林里采摘的野生蘑菇，食用后相继于 7 月 28 日凌晨出现恶心、干呕症状。

二、流行病学调查

（一）发病情况

4 名患者于 7 月 28 日 12:12 因腹痛、腹泻合并呕吐十余小时后就诊于石嘴山市第二人民医院急诊科，医院予以留观及对症治疗。当晚 20:00 左右，4 名患者主动要求离开，医院叮嘱其 29 日复诊。7 月 29 日 9:15，4 名患者到该院急诊科进行复诊，相关检查结果显示，4 名患者均出现不同程度的肝、肾功能损伤，患者要求转院治疗，于 7 月 29 日 11:00 转至宁夏医科大学总医院进行治疗。当日宁夏医科大学总医院初步诊断为急性口服毒蕈中毒，收治入院。

（二）临床症状

4 名患者进食晚餐 6 h 后出现症状，表现为腹痛、腹泻、恶心、呕吐、头晕、头痛、腹胀，谷丙转氨酶、谷草转氨酶均升高，且均出现不同程度的肝、肾功能损伤。1 名患者（刘某的姐姐，54 岁）因肝功能衰竭、肝性脑病而死亡。

（三）病例性别及年龄

4 名患者中有 2 名女性、2 名男性。最大年龄 54 岁、最小年龄 47 岁。

三、实验室检测

未采集到剩余食物及患者呕吐物、粪便等生物标本。

四、调查结论

根据 4 名患者饮食情况、临床症状及辅助检查结果，判定该起事件为一起食用野生蘑菇所致的食源性疾病事件。

五、防控措施

1.积极救治住院患者，密切关注患者病情变化。

2.提高辖区内各综合医院医生对蘑菇中毒患者的诊治警觉性，做到早诊断、早治疗。

3.广泛开展关于食源性疾病的卫生知识宣传，提倡广大居民不吃不明菌类、野生植物、腐败变质食物，养成良好的卫生习惯。

点评

此次调查现场未采集到可疑食物及患者呕吐物、粪便等生物标本，无法予以进一步检测确认，缺少实验室检测结果支持，但患者的临床表现与肝肾损害型毒蕈中毒症状相吻合。故如有食用野蕈史，结合临床症状应考虑到毒蕈中毒的可能性。

不足：流行病学调查资料不完整，采摘蘑菇的位置不具体，加工、进食、发病等描述不清晰，结论依据不充分，没有组织专家按程序进行分析讨论。

第六章　贝类毒素

案例一　一起贝类毒素引起的食源性疾病暴发事件调查

2004 年 7 月 14 日 8:03，银川市疾病预防控制中心接到某派出所刑警中队的报告：由于食用了在某商城购买的"海螺"，1 人在乘火车前往西安的途中发病，在 T 县下车就诊不治而亡，还有 5～6 人在银川市急救中心住院治疗，刑警中队已关闭某商城经营海螺的海鲜经销点。银川市疾病预防控制中心组成调查小组于 8:16 出发，分两组分别赶往急救中心和某派出所刑警中队进行流行病学调查，核实情况。7 月 14 日 9:10，宁夏疾病预防控制中心接到银川市疾病预防控制中心电话报告立即组织专业人员赶赴银川市急救中心协助调查。

一、基本情况

某派出所刑警中队根据死亡病例家属的报案后立案侦查，在调查过程中高度怀疑与某商城出售的"海螺"有关，因此向银川市疾病预防控制中心进行报告。位于某商城海鲜区的 4 区 9 号和 16 号摊位销售"海螺"，7 月 14 日，摊主王某某、梅某某二人被公安机关以"涉嫌生产、销售不符合卫生标准的食品罪"刑事拘留。

银川市急救中心接诊的 11 名食用"海螺"的患者中男性 7 例，女性 4 例，年龄在 18～50 岁，均为在银川市经商的江、浙籍人员。所有病例在发病前均有食用香螺或海丝螺的经历，在食用煮熟的螺 10～30min 后出现症状，临床表现为口唇发麻、四肢发麻、浑身乏力、头晕、恶心、头重脚轻，部分患者食用十几分钟后出现呕吐，呕吐物为未消化食物，无发热、腹泻等症状。

二、流行病学调查

（一）病例定义及搜索

2004 年 7 月 9—13 日在银川市有食用织纹螺史，出现唇、舌、手指麻木感，四肢末端和颈部麻痹、运动麻痹、步态蹒跚，伴有发音障碍、流涎、头痛、口渴、恶心、呕吐等任一症状者，严重者因呼吸肌麻痹而死亡。

在银川市各级医疗机构开展病例搜索，并派专业人员到 T 县对死亡病例的情况进行了核实。

截至 7 月 14 日 20:00，共确定有 77 人食用了从某商城购买的织纹螺，有 50 人发病，其中，1 例死亡、2 例重症监护，其余患者病情较平稳。

（二）临床表现

50 例病例中，出现头晕者 41 人（82.00%），恶心 25 人（50.00%），呕吐 21 人（42.00%），口唇发麻 48 人（96.00%），手脚发麻 43（86.00%），神志不清 2 人（4.00%）。

（三）首发病例

郑某某，女，37 岁，汉族，2004 年 7 月 9 日 11:00 从某商城购买 0.375 kg 鲜活织纹螺，当日 18:30 加工后与丈夫王某某共同食用（各食用 2 两），郑某某于 21:30 发病，其丈夫于 7 月 10 日 2:00 发病。

（四）死亡病例

金某某，男，32 岁，2004 年 7 月 13 日 14:10 在某商城购买 0.65 kg 鲜活织纹螺，回家清洗后水煮 10 min 与妻子、女儿共同食用。金某某食用约 0.3 kg，于当日 16:10 乘火车去西安，在 17:30 左右出现恶心、呕吐，且症状逐渐加重，与妻子电话联系得知妻子和女儿也出现不适。金某某 21:00 在 T 县下车后浑身无力、头晕、心慌、胸闷、腿麻站不住，在候车室等候约 10 min，在朋友的陪同下到 T 县医院就诊，当时剧烈呕吐。就诊时自述于六七小时前在家中食用"海螺"，经抢救无效，金某某于当日 22:10 死亡。金某某家中的保姆未食用织纹螺，未发病。

（五）末例病例

林某某，女，14 岁，2004 年 7 月 13 日 12:00 其母在温州商城购买 0.7 kg 织纹螺，用清水浸泡至 20:00，油炒后食用十几个，7 月 14 日 7:00 发病。

（六）时间分布

发病潜伏期最短 10 min，最长 13 h，平均潜伏期 4 h 26 min。7 月 13 日发病人数最多，为 31 人，15 日再无发病。流行曲线提示点源暴露（图 6-1）。

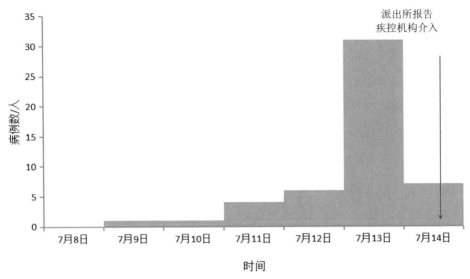

图 6-1　患者发病时间流行曲线

（七）性别、年龄分布

50 例病例中男性 23 人，女性 27 人；发病者最小年龄 2 岁，最大年龄 65 岁，各年龄组均有发病（表 6-1）。

表 6-1　Y 市织纹螺中毒年龄、性别分布

年龄/岁	男	女	合计
2	0	1	1
5～	0	1	1
10～	1	3	4
15～	1	1	2
20～	2	1	3
25～	5	6	11
30～	5	3	8
35～	0	2	2
40～	6	3	9
50～	1	4	5
55～	1	1	2
60～	0	1	1
65	1	0	1
合计	23	27	50

（八）剂量-效应关系

中毒患者表现出明显的家庭聚集性，病例分布在 19 个家庭中，77 人食用织纹螺，50 人发病。27 名食用织纹螺但未发病者中有 14 人食用织纹螺 10 个以下，13 人食用织纹螺 50g 以下，27 人中包括 10 岁以下儿童 7 人。食用多者发病重，食用少者发病轻或不发病，未食用者均未发病（表 6-2）。

表 6-2　织纹螺进食量与发病情况

进食量	发病人数
<50g	1
50g～	20
100g～	6
150g～	12
200g～	6
250g～	4
300g～	1
合计	50

（九）加工方法对中毒的影响

对两种加工食用织纹螺方法分析发现，食用前剪去螺基（毒素含量最高的内脏部分），并经过充分浸泡、煮沸后炒食者罹患率低于食用前未剪去螺基或剪去螺基后直接炒食者，二者差异有统计学意义（ x^2=11.59，p=0.001）（表 6-3）。

表 6-3　采用不同加工方法后进食者的发病情况

加工方法	食用人数	发病人数	罹患率/%
剪去螺基煮沸炒熟	34	15	44.18
未剪螺基或剪后直接炒食	43	35	81.40
合计	77	50	64.94

三、食品卫生学调查

银川市地处西北内陆，无食用海螺等海产品的习惯。进入 20 世纪 80 年代，随着经济的发展、物流的加强，市场上逐渐出现海螺等海产品，但主要以南方人食用较多。当地人对一些海产品特别是贝类、螺类认知程度较低。此次发病者均食用了某商城农贸市场9号摊位（江苏省连云港市赣榆县海头镇或批发市场收购的织纹螺）或16号摊位（北京丰台区木樨园赛巴龙菜市场）经销的织纹螺。

2004年7月9—13日，有16户居民在9号摊位购买织纹螺，并有65人食用42人发病；3户居民在16号摊位购买织纹螺，12人食用8人发病（表6-4）。

表6-4　发病人数与购买摊位分布

购买时间	9号摊位			16号摊位		
	购买户数	食用人数	发病人数	购买户数	食用人数	发病人数
7月9日	1	2	2	—	—	—
7月11日	3	13	9	—	—	—
7月12日	6	22	13	—	—	—
7月13日	6	28	18	3	12	8
合计	16	65	42	3	12	8

四、外形鉴定及实验室检测

2004年7月17日卫生部专家组抵达银川市。专家组深入医院看望了住院的患者，对"海螺"进行了鉴别，认定为织纹螺，但提出最终的确认以水产研究部门的结果为准。根据卫生部专家组提供的检验方法，宁夏疾病预防控制中心依据《出口贝类麻痹性贝类毒素检测方法》SN 0352—95和《水产藻源毒素检测操作手册》麻痹性贝类毒素（PSP）小白鼠生物毒性分析（AOAC）对在9号摊位采集的生织纹螺（16号摊位未采集到样品）和患者家中食用剩余的熟螺进行了检验。

1.检测结果：两样品的毒性按照麻痹性贝类毒素的毒性换算，生螺为9300 MU/100g鲜肉重，熟螺为8370 MU/100g鲜肉重。两样品的毒性分别超标达23.30和20.93倍，远远超过食用安全标准。

2.宁夏水产研究所鉴定：该螺属海洋软体动物门、腹足纲、前腮亚纲，狭舌目，织纹螺科（图6-2）。

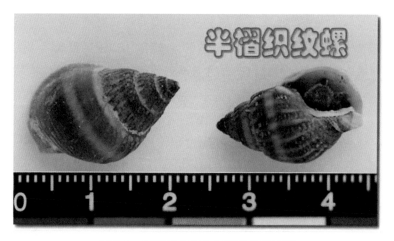

图 6-2　某商城农贸市场贩售的织纹螺

五、调查结论

依据《中华人民共和国国家标准食物中毒诊断标准及技术处理总则》(GB 14938－94)，根据流行病学调查结果、临床症状以及实验结果，判定此事件为一起食用织纹螺引起的中毒。

六、控制措施

1. 发布禁止销售和购买食用织纹螺紧急通知。

2. 在全区范围内拉网式严查有毒贝类海产品。严查进货渠道，加强市场和餐饮业监督管理，加强对重点场所的监控力度，对织纹螺进行全面管控。

3. 加强医院早发现、早报告制度，疾控、监督部门及早采取措施，减少中毒人数。

4. 加强市场海产品的监管力度，从源头上杜绝有毒海产品流入市场。

点评

优点：信息渠道广泛，事件由公安部门通报，卫生部门及时开展工作，部门联动快速查明原因、控制事态发展。开展形态学鉴定和毒素检测，为科学判断提供依据。流行病学调查资料比较翔实、完整，分析了不同加工方法对中毒的影响，为杜绝同类事件发生提供了预防方法。

不足：没有进行多因素分析，加工方式、剂量对发病的影响大小未进行研究；未发病人员的进食量虽然进行了调查，但是不够精确，只是一个范围值。

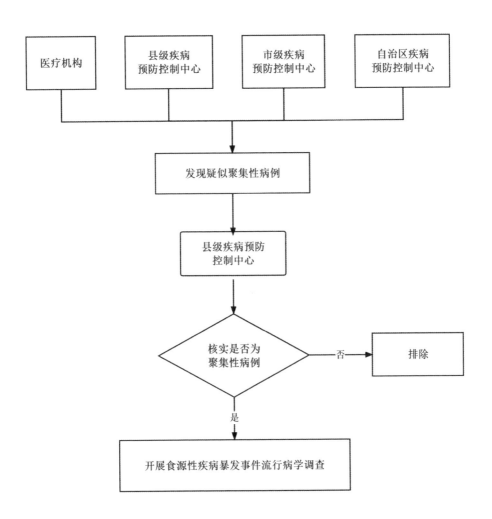

附　录

附表 1　食源性疾病疑似聚集性病例处置流程图

附表 2　食源性疾病暴发事件流行病学调查工作流程图

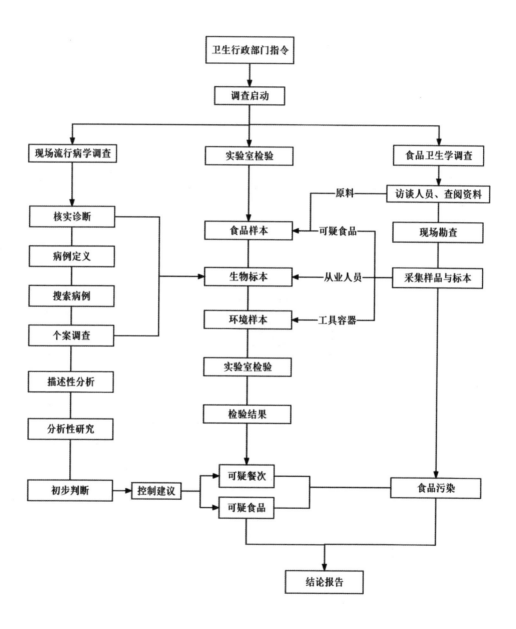

附表3　食源性疾病暴发事件流行病学调查物资准备清单

一、文件资料

（一）参考资料：相关法律法规、标准及其他有关专业技术参考资料等；

（二）调查表格：标准化的病例调查用表、采样表、实验室检测申请表。

二、取证工具

照相机、摄像机、录音笔等。

三、采样用品

（一）食品（固体和液体食品）采样用品：灭菌塑料袋、广口瓶、吸管、刀、剪、铲、勺、镊子等；

（二）涂抹样本采集：棉拭子、灭菌生理盐水试管（有条件应配备增菌液、选择性培养基）；

（三）粪便采集：便杯、采便管、运送培养基；

（四）呕吐物采集：灭菌塑料袋、采样棉球；

（五）血样采集：一次性注射针、采血管；

（六）其他采样必备物品：75%医用酒精、酒精灯、酒精棉球、油性笔、标签、橡皮筋、打火机（火柴）、制冷剂、样本运输箱、手电筒、一次性橡皮手套、口罩、隔离衣/工作服、胶鞋等。

四、现场快速检测设备

食物中毒快速检测箱（配备能对瘦肉精、灭鼠药、蔬菜中有机磷、有机氯和氨基甲酸酯类农药残留、甲醇、食品中亚硝酸盐、甲醛、砷、汞、食用油中的非食用部分进行快速检测的试剂）、温度计、pH 计/试纸、食品水分活度测量仪。

五、工作和通信设备

电脑、打印机、数据统计分析软件、手机、对讲机、无线网络连接设备、电话会议设备等。

附表 4—1 聚餐引起的食源性疾病暴发事件个案调查表

第一部分 基本信息

1. 被调查对象类别（根据临床信息调查结果进行判定）

疑似病例□ 可能病例□   确诊病例□   非病例□

2. 姓名： 3. 性别：男性□ 女性□ 4. 出生日期： 年 月（年龄： 岁）

5. 家庭住址： 6. 电话：

第二部分 临床信息

7. 您参加过_____聚餐后是否出现腹泻、腹痛、恶心、呕吐、发热、头痛、头晕等任何不适症状？是□   否□（跳转至问题 15）

8. 发病时间： 月 日 时（如不能确定几时，可注明上午、下午、上半夜、下半夜）

9. 首发症状：_____

10. 是否有以下症状（调查员对以下列出的疾病相关症状进行询问，并在"□"中划√，如果症状仍在持续，编码填写 999）

腹泻	有□（ 次/天）	无□	不确定□	持续时间	□□□
腹痛	有□（ 次/天）	无□	不确定□	持续时间	□□□
恶心	有□（ 次/天）	无□	不确定□	持续时间	□□□
呕吐	有□（ 次/天）	无□	不确定□	持续时间	□□□
发热	有□（ 次/天）	无□	不确定□	持续时间	□□□
头痛	有□（ 次/天）	无□	不确定□	持续时间	□□□
其他症状（详细注明）：					

11. 是否就诊：否□ 是□（门诊□ 急诊□   住院□，住院天数 天）

12. 是否采样：否□ 是□，采样时间：   月 日 时

样本名称：_____

检验指标：_____

检验结果：_____

13. 医院诊断：_____

医院用药：_____

药物治疗效果：_____

14. 是否自行服药 否□ 是□，药物名称：_____

第三部分 饮食暴露信息

15. 根据聚餐的食谱，调查聚餐中所有食品品种及饮料的进食史，并在"□"中划"√"

菜肴 A	吃□（夹了筷子）	未吃□	不记得□
菜肴 B	吃□（夹了筷子）	未吃□	不记得□
菜肴 C	吃□（夹了筷子）	未吃□	不记得□
菜肴 D	吃□（夹了筷子）	未吃□	不记得□
菜肴 E	吃□（夹了筷子）	未吃□	不记得□
菜肴 F	吃□（夹了筷子）	未吃□	不记得□
菜肴 G	吃□（夹了筷子）	未吃□	不记得□
菜肴 H	吃□（夹了筷子）	未吃□	不记得□
菜肴 I	吃□（夹了筷子）	未吃□	不记得□
菜肴 J	吃□（夹了筷子）	未吃□	不记得□
菜肴 K	吃□（夹了筷子）	未吃□	不记得□
菜肴 L	喝□（喝了杯※）	未喝□	不记得□
菜肴 M	喝□（喝了杯※）	未喝□	不记得□

16. 聚餐期间是否喝过生水：否□ 是□，喝了 杯※

※应按统一的容器询问饮用数量，如一次性纸杯、500 ml 矿泉水瓶等

被调查人签名：

调查人员签名：

调查日期： 年 月

附表4—2 学校等集体单位发生的食源性疾病暴发事件个案调查表

第一部分 基本信息

1.被调查对象类别（根据临床信息调查结果进行判定）

疑似病例□　可能病例□　　确诊病例□　　非病例（同寝室□　同班级□　其他）

2.姓名：　　　　　　　3.性别：□男　　□女　4.出生日期：　　年　月（年龄：　岁）

5.职业：学生□　教师□　食堂工作人员□　　教工□　　其他

6.班级名称：＿＿＿＿＿＿＿＿学校＿＿＿年级＿＿＿班

7.家庭住址：　　　　　　　　　联系电话：

8.监护人姓名：　　　　　　　　监护人联系电话：

第二部分 临床发病及治疗信息

9.从病例定义中起始时间至调查之日您是否出现腹泻、腹痛、恶心、呕吐、发热、头痛、头晕等任何不适症状？是□　否□（跳转至问题15）

10.发病时间：　　月　日　时（如不能确定几时，可注明上午、下午、上半夜、下半夜）

11.首发症状：＿＿＿＿＿＿＿＿＿＿＿＿＿＿＿＿＿＿＿＿＿＿＿＿＿＿＿＿＿＿＿

12.是否有以下症状（调查员根据附表1访谈结果设计以下症状，对以下列出的疾病相关症状进行询问，并在"□"中划√，如果症状仍在持续，编码填写999）

腹泻	有□（　　次/天）	无□	不确定□	持续时间	□□□
腹痛	有□（　　次/天）	无□	不确定□	持续时间	□□□
恶心	有□（　　次/天）	无□	不确定□	持续时间	□□□
呕吐	有□（　　次/天）	无□	不确定□	持续时间	□□□
发热	有□（　　次/天）	无□	不确定□	持续时间	□□□
头痛	有□（　　次/天）	无□	不确定□	持续时间	□□□
其他症状（详细注明）：					

13.是否就诊：否□　　是□（门诊□　急诊□　　住院□，住院天数天）

14.是否采样：否□　是□，采样时间：　　月　日　时

样本名称：_____

检验指标：_____

检验结果：_____

15.医院诊断：_____

医院用药：_____

药物治疗效果：_____

16.是否自行服药：否□　是□，药物名称：_____

第三部分　饮食和饮水的暴露信息

17.填写病例发病前天（非病例与匹配病例的时间相同）所有餐次的进餐地点，并在"□"中划√，其他请注明具体名称：

实例：某学校学生发生腹泻暴发，学生在校内进餐地点包括：学校的三个学生食堂（学A、学B和学C）、一个教师食堂，以及校内超市（销售的凉面、凉粉等食物）。

时间	餐次	进餐具体地点或名称（在"□"中划"√"，其他详细注明）				
发病前1天 　月　日	早餐	学A□	学B □	学C□	教师食堂□	超市□ 其他
	中餐	学A□	学B □	学C□	教师食堂□	超市□ 其他
	晚餐	学A□	学B □	学C□	教师食堂□	超市□ 其他
	其他	学A□	学B □	学C□	教师食堂□	超市□ 其他
发病前2天 　月　日	早餐	学A□	学B □	学C□	教师食堂□	超市□ 其他
	中餐	学A□	学B □	学C□	教师食堂□	超市□ 其他
	晚餐	学A□	学B □	学C□	教师食堂□	超市□ 其他
	其他	学A□	学B □	学C□	教师食堂□	超市□ 其他
发病前3天 　月　日	早餐	学A□	学B □	学C□	教师食堂□	超市□ 其他
	中餐	学A□	学B □	学C□	教师食堂□	超市□ 其他
	晚餐	学A□	学B □	学C□	教师食堂□	超市□ 其他
	其他	学A□	学B □	学C□	教师食堂□	超市□ 其他

（根据致病因子的潜伏期确定需要调查的饮食史时间范围，如需调查发病前更长时间的饮食史，可直接在该表末进行追加）

18. 学生饮水类型包括：开水、生水、桶装水、瓶装水，填写暴发前的饮水习惯：

喝开水：总是喝□　经常喝□　　偶尔喝□　　从不喝□

生　水：总是喝□　经常喝□　　偶尔喝□　　从不喝□

桶装水：总是喝□　经常喝□　　偶尔喝□　　从不喝□

瓶装水：总是喝□　经常喝□　　偶尔喝□　　从不喝□

其　他：

第四部分　其他可疑暴露信息

19. 是否住校：是□　　否□

如是，宿舍名称：　　　同宿舍有　人

其中，有人发病，发病人的名字：

被调查人签名：

调查人员签名：

调查日期：　　年　　月

附表 4—3 社区发生的食源性疾病暴发事件个案调查表

第一部分 基本信息

1.被调查对象类别（根据临床信息调查结果进行判定）：

疑似病例□   可能病例□   确诊病例□   非病例□

2.姓名：   3.性别：男性□ 女性□   4.出生日期： 年 月（年龄： 岁）

5.职业：   6.家庭住址：

7.电话：

第二部分 临床发病及治疗信息*

8. 从病例定义中起始时间至调查之日您是否出现腹泻、腹痛、恶心、呕吐、发热、头痛、头晕等任何不适症状？是□   否□（跳转至问题15）

9.发病时间：   月 日 时（如不能确定几时，可注明上午、下午、上半夜、下半夜）

10.首发症状：＿＿＿＿＿＿＿＿＿＿＿＿＿＿＿＿＿＿＿＿＿＿＿＿＿

11.是否有以下症状（调查员根据附表1访谈结果设计以下症状，对以下列出的疾病相关症状进行询问，并在"□"中划√，如果症状仍在持续，编码填写999）

腹泻	有□（ 次/天）	无□	不确定□	持续时间	□□□
腹痛	有□（ 次/天）	无□	不确定□	持续时间	□□□
恶心	有□（ 次/天）	无□	不确定□	持续时间	□□□
呕吐	有□（ 次/天）	无□	不确定□	持续时间	□□□
发热	有□（ 次/天）	无□	不确定□	持续时间	□□□
头痛	有□（ 次/天）	无□	不确定□	持续时间	□□□
其他症状（详细注明）					

12. 是否就诊：否□   是□（门诊□ 急诊□   住院□，住院天数：   天）

13.是否采样：否□   是□，采样时间月日时

样本名称：_____

检验指标：_____

检验结果：_____

14. 医院诊断：_____

医院用药：_____

药物治疗效果：_____

15. 是否自行服药 否□ 是□，药物名称：_____

第三部分 饮食暴露信息

16. 发病前天进餐情况及同餐者情况

日期	餐次	进餐地点	食物名称	共同餐者人数	同餐者发病人数
发病前 1 天 月　日	早餐				
	中餐				
	晚餐				
发病前 2 天 月　日	早餐				
	中餐				
	晚餐				
发病前 3 天 月　日	早餐				
	中餐				
	晚餐				

（根据致病因子的潜伏期确定需要调查的饮食史时间范围，如需调查发病前更长时间的饮食史，可直接在该表末进行追加）

17. 您认为哪一个餐次或哪一种食品可能造成您这次发病？

餐次（可直接填写序号）：

食品名称：

第四部分 其他可疑暴露信息

18. 发病前与已知病例接触？无□ 有□ 如有则填写：

18.1 姓名：　　　　　18.2 地址：　　　　　　　18.3 联系电话：

18.4 接触时间： 年 月 日 时 分

19. 发病前外出史：无□ 有□

19.1 外出时间： 年 月 日

19.2 地点：

20. 发病前是否参加了某项或多项集体活动（集体活动包括婚礼、聚餐或宴会、野餐活动、表演、展览会、商品交易、学校活动等等）？否□ 是□（如"是"填写下表）

活动名称	活动时间	活动地点	参加人数	发病人数	供餐方式 1围餐 2自助餐 3外送 4自带 5其他（注明）

21. 发病前特殊机构到访史：无□ 有□（如"有"应注明有关情况）

到访机构	是否有类似疾病暴发			联系人及 联系方式
21.1 医疗机构□	是□	否□	不知道□	
21.2 看护机构□	是□	否□	不知道□	
21.3 托幼机构□	是□	否□	不知道□	
21.4 学校□	是□	否□	不知道□	
21.5 食品生产加工机构□	是□	否□	不知道□	
21.6 其他□	是□	否□	不知道□	

22. 是否饲养宠物和家禽畜：否□ 是□，动物名称

23. 发病前一周饮用水来源：

23.1 市政供水：否□ 是□ 处理方式：烧水□ 生水□

23.2 自备井水：否□ 是□ 处理方式：烧水□ 生水□

23.3 未经处理的河水、池塘水、湖水、山泉水：否□　　是□

23.4 瓶装水：否□　是□　品牌：

24. 近期当地的特殊情况（如集中灭四害、农田喷洒农药等）：

25. 近期免疫接种情况：无□　　　有□

26. 是否还有其他经口接触（如成人吸烟，儿童吮指、咬奶嘴等）：无□　　　有□

被调查人签名：

调查人员签名：

调查日期：　　年　月

附表5 食源性疾病暴发事件流行病学调查采样记录表

A 生物标本采样记录（编号：　　　）

编号	采样对象	采样地点	样本名称	数量	样本状态	拟检内容
采样单位				采样人		
采样日期						

B 食品样品采样记录（编号：　　　）

被采样单位			联系人					
采样地点			联系电话					
编号	名称	商标	产地	规格	批号/编号	数量	状态	贮存状况
拟检内容								
采样单位				采样人				
采样日期				被采样单位确认				

C 环境样品采样记录（编号：　　　）

编号	样本名称	采样地点	数量	样本状态	拟检内容	备注
采样单位			采样人			
采样日期			被采样单位确认			

附表6 食源性疾病暴发事件流行病学调查报告提纲

一、背景

调查任务来源（何时接报或接到上级行政部门调查指示）、事件简单描述（事故发生的时间、地点、波及范围、基本经过等）、参与事件调查的机构与人员、调查目的简述。

二、基本情况

事件发生地的基本情况，如气候、风俗习惯、人口数、社区的社会经济状况、学校/工厂/企业规模、住宿非住宿、食品企业的日常活动和操作等。

三、流行病学调查

描述所有来自临床、实验室、现场流行病学调查和食品卫生学调查方面的结果。

（一）现场流行病学调查：病例定义、病例搜索、总发病数、罹患率、疾病临床信息（症状体征、住院转归、临床检验结果）、疾病潜伏期（最短、最长、平均）、病例三间分布特征、危险因素暴露情况（发病前72小时或重点可疑餐次的饮食史、可疑食品进食时间与数量）、分析性流行病学研究（队列研究或病例对照研究）结果等。

（二）食品卫生学调查：可疑食品及其原料的来源、剩余数量及流向；可疑食品的制作时间、配方、加工方法和加工环境卫生状况；成品（包括半成品）的保存、运输、销售条件；食品制作人员的卫生和健康状况；分析造成食品污染的环节。

（三）实验室检验结果：所采集的样本类型与数量、实验室检验项目与结果。

四、调查结论

概括事故调查中的主要发现和特点，作出结论的主要依据、理由。调查结论内容应当包括事故范围、发病人数、致病因子、污染食品及污染原因。不能作出调查结论的事项应当说明原因。

五、建议

提出防控建议，如发布食品消费预警，召回相关食品，对污染食品的无害化处理，清洗消毒加工场所，改进加工工艺，维修或更换生产设备，调离受感染的从业人员，加强从业人员培训，开展公众宣传教育等。

附录2-6摘自《食品安全事故流行病学调查技术指南》（2012年版）

附表 7 食源性疾病暴发事件常见致病因子的
临床表现、潜伏期及生物标本采集要求

潜伏期	主要临床表现	致病因子	生物标本	送样保存条件（24 小时内）
主要或最初症状为上消化道症状（恶心，呕吐）				
一般为 10～20 min 由腌制不当或变质蔬菜引起的中毒一般为 1～3 h，最长可达 20 h	口唇、耳廓、舌及指(趾)甲、皮肤黏膜等出现不同程度发绀，可伴有头晕、头痛、乏力、恶心、呕吐；中毒明显者可出现心悸、胸闷、呼吸困难、视物模糊等症状；严重者可出现嗜睡、血压下降、心律失常，甚至休克、昏迷、抽搐、呼吸衰竭	亚硝酸盐	血液	必须立即采样，若现场不能检验，可带回实验室测定，采样量约 10 ml，抗凝剂以肝素为佳，禁用草酸盐，应冷藏保存，如长时间运输，可冷冻
			呕吐物胃内容物	采样量 50～100 g，使用具塞玻璃瓶或聚乙烯瓶密闭盛放应冷藏保存，保存和运输条件同上
			尿液	采样量 300～500 ml，使用具塞玻璃瓶或聚乙烯瓶盛放，保存和运输条件同上
1～6 h（平均 2～4 h）	恶心，剧烈地反复呕吐，腹痛，腹泻	金黄色葡萄球菌及其肠毒素	粪便或肛拭子	新鲜粪 5 g，置于无菌、干燥、防漏的容器内。或采样拭子沾满粪便插入 Cary-Blair 运送培养基[1]，冷藏运送至实验室
			呕吐物	采取呕吐物置无菌采样瓶或采样袋密封送检，冷藏运送至实验室
			皮肤病变拭子鼻拭子	采样拭子插入 Cary-Blair 运送培养基[1]内保存，冷藏运送至实验室
0.5～5 h	以恶心、呕吐为主，并有头晕、四肢无力	蜡样芽胞杆菌（呕吐型）	粪便或肛拭子	新鲜粪便 5 g，置于无菌、干燥、防漏的容器内。或用采样拭子沾满粪便插入 Cary-Blair 运送培养基[1]内保存，冷藏运送至实验室
4～24 h	恶心、呕吐、轻微腹泻、头晕、全身无力，严重者出现黄疸、肝肿大、皮下出血、血尿、少尿、意识不清、烦躁不安、惊厥、抽搐、休克；一般无发热	椰毒假单胞菌酵米面亚种（米酵菌酸）	粪便或肛拭子	新鲜粪便 5 g，置于无菌、干燥、防漏的容器内。或用采样拭子沾满粪便插入 Cary-Blair 运送培养基[1]内保存，冷藏运送至实验室
			呕吐物	采取呕吐物置无菌采样瓶或采样袋密封送检，冷藏运送至实验室
12～48 h（中位 36 h）	恶心，呕吐，水样无血腹泻，脱水	诺如病毒	粪便或肛拭子、呕吐物	新鲜粪便 10 g（10 ml）或呕吐物，置于无菌、干燥、防漏的容器内。肛拭子置于 2 ml 病毒保存液中。冷冻或冷藏保存运送至实验室

续表

潜伏期	主要临床表现	致病因子	生物标本	送样保存条件（24 小时内）
0.5～12 h	头痛、恶心、呕吐、腹部不适、皮肤潮红、皮屑甚至皮肤脱落等	维生素（动物肝脏）		
续表咽喉肿痛和呼吸道症状				
12～72 h	咽喉肿痛，发热，恶心，呕吐，流涕，偶有皮疹	溶血性链球菌	咽喉拭子	采集咽喉拭子，尽快划线接种血平板，或将拭子插入 Stuart 运送培养基[2]中，冷藏运送至实验室
主要或最初症状为下消化道症状（腹痛，腹泻）				
2～36 h（平均6～12 h）	腹痛，腹泻，有时伴有恶心和呕吐	产气荚膜梭菌、蜡样芽胞杆菌（腹泻型）	粪便或肛拭子	新鲜粪便 5 g 置于无菌、干燥、防漏的容器内。或用采样拭子沾满粪便插入 Cary-Blair 运送培养基[1]内保存，冷藏运送至实验室
5～18 h	腹痛、急性腹泻，可伴有恶心、呕吐、头痛、发热	变形杆菌	粪便或肛拭子 呕吐物 血清	新鲜粪便 5 g，置于无菌、干燥、防漏的容器内。或用采样拭子沾满粪便插入 Cary-Blair 运送培养基[1]内保存，冷藏运送至实验室 取呕吐物置无菌采样瓶或采样袋密封送检，冷藏运送至实验室 血清 2-3 ml，冷藏或冷冻保存，避免反复冻融
6～96 h（通常1～3d）	发热，腹部绞痛，腹泻，呕吐，头痛	沙门菌，志贺菌，嗜水气单胞菌，致泻性大肠杆菌	粪便或肛拭子	新鲜粪便 5 g，置于无菌、干燥、防漏的容器内。或用采样拭子沾满粪便插入 Cary-Blair 运送培养基[1]内保存，冷藏运送至实验室
7～20 h	腹痛、恶心、呕吐、水样便、脓血便性腹泻、继发性败血症和脑膜炎	类志贺邻单胞菌		
6 h～5 d	腹痛，腹泻，呕吐，发热，乏力，恶心，头痛，脱水，有时有带血或黏液样腹泻，带有创伤弧菌的皮肤病灶	创伤弧菌，河弧菌，副溶血性弧菌等弧菌属细菌		
1～10 d（中位数3～4 d）	腹泻（通常带血），腹痛，恶心，呕吐，乏力，发热	肠出血性大肠杆菌，弯曲菌		
3～7 d	发热，腹泻，腹痛，伴急性阑尾炎症状	小肠结肠炎耶尔森菌		
3～5 d	发热、恶心、呕吐、腹痛、水样便	轮状病毒星状病毒肠道腺病毒	粪便或肛拭子呕吐物	新鲜粪便 10 g（10 ml）或呕吐物，置于无菌、干燥、防漏的容器内。肛拭子置于 2 ml 病毒保存液中。冷冻或冷藏保存运送至实验室

潜伏期	主要临床表现	致病因子	生物标本	送样保存条件（24小时内）
1～6 周	黏液性腹泻（脂肪样便），腹痛，腹胀，体重减轻	蓝氏贾第鞭毛虫	粪便	滋养体检验：干燥洁净容器、常温保存，尽快、短程运送样品；包囊检验：干燥洁净容器、4℃保存，当天或次日送达
8～24 h（腹泻型）2～6 周（侵袭型）	腹泻型：腹泻、腹痛、发热；侵袭性：初起胃肠炎症状，败血症、脑膜炎、脑脊髓炎、发热等	单增李斯特菌	粪便或肛拭子	新鲜粪便5 g，置于无菌、干燥、防漏的容器内。或用采样拭子沾满粪便插入 Cary-Blair 运送培养基¹内保存，冷藏运送至实验室
			脑脊液血液	2～5 ml，床旁接种于血培养瓶
1～数周	腹痛、腹泻、便秘、头痛、嗜睡、溃疡，症状轻重不一，有时无症状	溶组织阿米巴	粪便	新鲜无尿液混杂的粪便，保温保湿，室温下30 min内检查
3～6 月	情绪不安，失眠，饥饿，食欲不振，体重减轻，腹痛，可伴有肠胃炎	牛带绦虫，猪带绦虫	粪便	新鲜无尿液混杂的粪便，干燥洁净容器保存，当天送检可常温保存，次日送检需 4℃保存，不能冰冻
神经系统症状（视觉障碍，眩晕，刺痛，麻痹）				
10 min 至 2 h（一般在 30min 内）	头晕、头痛、乏力、恶心、呕吐、多汗、胸闷、视物模糊、瞳孔缩小等；中毒明显者可出现肌束震颤等烟碱样表现；严重者可表现为肺水肿、昏迷、呼吸衰竭、脑水肿	有机磷酸酯类杀虫剂	尿液	采样量 300 ～500 ml，使用具塞玻璃瓶或聚乙烯瓶盛放
			血液	5 ～10 ml，使用具塞的肝素抗凝试管盛放，干燥洁净容器、冷藏保存，如长时间运输，可冷冻（保持样品不变质）
10 min 至 6 h（神经精神型、胃肠炎型）

6～24 h（肝脏损害型，少数在 0.5 h 内发病） | 神经精神型：恶心、呕吐、腹痛、腹泻、瞳孔缩小、多汗、流涎、流泪、兴奋、幻觉、步态蹒跚、心动过缓等；严重者可出现呼吸困难、昏迷等，并可伴有谵妄、被害妄想、攻击行为等精神症状

胃肠炎型：无力、恶心、呕吐、腹痛、水样泻等
肝脏损害型：早期可有恶心、呕吐、腹泻等。多数中毒者经 1-2 天的"假愈期"后，谷丙转氨酶升高，再次出现恶心、呕吐、腹部不适、纳差，并有肝区疼痛、肝脏肿大、黄疸、出血倾向等。少数可出现肝性脑病、呼吸衰竭、循环衰竭。少数病例可有心律失常、少尿、尿闭等 | 鹅膏属的有毒蘑菇 | 呕吐物、洗胃液 | 干燥洁净容器、冷藏保存，如长时间运输，可冷冻 |

续表

潜伏期	主要临床表现	致病因子	生物标本	送样保存条件 （24 小时内）
10 min 至 3 h	早期表现为手指和脚趾刺痛或麻痛，口唇、舌尖以及肢端感觉麻木，继而全身麻木，严重时出现运动神经麻痹，四肢瘫痪，共济失调，言语不清、失声、呼吸困难、循环衰竭、呼吸麻痹；还可有恶心、呕吐、腹痛、腹泻、血压下降、心律失常等	河豚毒素		
30 min 至 3 h	表现为副交感神经抑制和中枢神经兴奋症状，如口干、吞咽困难、声音嘶哑、皮肤干燥、潮红、发热，心动过速、呼吸加深、血压升高，头痛、头晕、烦躁不安、谵妄、幻听、幻视、神志模糊、哭笑无常、便秘、瞳孔散大、肌肉抽搐、共济失调或出现阵发性抽搐等，严重患者可昏迷，甚至死亡	曼陀罗（莨菪碱）		
初期：30 mim 至数 h 后期(病重期)： 1～2 周	初期：恶心、呕吐、腹痛、腹泻、食欲不振、流涎、口内金属味，头痛、头晕、失眠、乏力、多汗后期（病重期）：厌食、口渴、消瘦、全身乏力，可发热；四肢发麻、持物不稳、行走困难，下运动神经元障碍（软瘫），或上运动神经元障碍（硬瘫）；多语、遗忘、幻觉等精神症状；不同程度意识障碍、抽搐还可出现共济失调等小脑症状；以及视神经萎缩、向心性视野缩小、咀嚼无力、张口困难多发性脑神经障碍等。同时还可伴有不同程度的肾脏、心脏、肝脏及皮肤损害等	有机汞化合物	尿液 血液 头发	干燥洁净容器（PVC 塑料容器）、冷藏保存，如长时间运输，可冷冻（保持样品不变质）
1～6 h	刺痛和麻木，肠胃炎，温度感觉异常，头晕，口干，肌肉痛，瞳孔散大，视物模糊，手足麻木，口周感觉异常，冷热感觉倒错	雪卡毒素		
12～24 h（少量长达48～72 h）口服纯甲醇中毒最短仅40 min，同时饮酒或摄入乙醇潜伏期可延长	轻者可出现头痛、头晕、乏力、视物模糊等症状；较重者可表现为轻至中度意识障碍，或视乳头充血、视乳头视网膜水肿或视野检查有中心或旁中心暗点，或轻度代谢性酸中毒；严重者则出现重度意识障碍，或视力急剧下降，甚至失明或视神经萎缩，或严重代谢性酸中毒	甲醇	血液 尿液	采样量≥10 ml，使用具塞的抗凝试管盛放，干燥洁净容器、冷藏保存，如长时间运输，可冷冻（保持样品不变质） 采样量≥50 ml，使用具塞或加盖的塑料瓶，保存和运输条件同上
1～7 d	头晕、乏力、视物模糊、眼睑下垂、复视、咀嚼无力、张口困难、伸舌困难、咽喉阻塞感、饮水呛咳、吞咽困难、头颈无力	肉毒梭菌及其毒素	血清	采样量 10 ml，冷藏保存运送，如长时间运输，可冷冻

潜伏期	主要临床表现	致病因子	生物标本	送样保存条件（24 小时内）
			粪便	采样量 25 g，或使用无菌水灌肠后收集 15 ml 排泄物，冷藏保存运送
			呕吐物	采样量 25 g，冷藏保存运送
1～4 d	主要侵犯中枢神经系统。急性中毒早期可仅有轻度神经系统症状或过度兴奋表现。不同的有机锡化合物还可引起不同的局部症状。如：可引起眼、鼻、咽喉刺激症状，接触性皮炎，三丁基锡化合物可引起灼伤等。三甲基锡中毒主要表现为记忆障碍、焦虑、忧郁、易激惹、定向障碍、食欲亢进、癫痫样发作等，以及眼球震颤、共济失调等，可伴有耳鸣、听力减退。三乙基锡、四乙基锡中毒，早期主要表现为头痛、头晕、乏力、出汗、恶心、呕吐、食欲减退、心动过缓。头痛早期呈阵发性，后期为持续性，可十分剧烈。部分病例伴有精神障碍。较重时可表现为心率明显减慢（<50 次/分）、频繁呕吐、剧烈头痛、血压迅速升高等。严重者可突然昏迷、抽搐、呼吸停止	有机锡化合物	胃内容物血尿液	干燥洁净容器（最好用玻璃容器）、冷藏保存，如长时间运输，可冷冻（保持样品不变质）
过敏症状（面部红痒）				
10 min 至 3 h	头痛，头晕，恶心，呕吐，口干，皮肤潮红，可有恶心、呕吐、腹痛、腹泻，荨麻疹、四肢麻木等	组胺（鲭亚目鱼）	呕吐物	干燥洁净容器、冷藏保存，如长时间运输，可冷冻（保持样品不变质）
15 min 至 2 h	口唇麻木，刺痛感，面红，头晕，头痛，恶心	谷氨酸钠（味精）		
出现全身感染的症状（发热，发冷，疲倦，虚脱，疼痛，肿胀，淋巴结）				
4-28 d（平均 9 d）	肠胃炎，发热，眼睛周围水肿，出汗，肌肉痛，寒战，大汗，乏力，呼吸困难，心力衰竭	旋毛虫	血清或肌肉组织（活检）	干燥洁净容器保存，当天送检可常温保存，次日送检需 4℃ 保存，不能冰冻
10～13 d	发热，头痛，肌肉痛，皮疹	弓形虫	淋巴结活检术血液	
胃肠道和/或神经系统症状				
数 min～20 min	唇、舌、指尖、腿、颈麻木，运动失调、头痛、呕吐、呼吸困难，重症者呼吸肌麻痹死亡	麻痹性贝类中毒（PSP）	呕吐物胃内容物	干燥洁净容器、冷藏保存，如长时间运输，可冷冻（保持样品不变质）
数 min 至数 h	唇、舌、喉咙和手指麻木，肌肉痛，头痛；冷热感觉倒错，腹泻，呕吐	神经毒性贝类中（NSP）		

续表

潜伏期	主要临床表现	致病因子	生物标本	送样保存条件（24 小时内）
30 min 至 3 h	恶心，呕吐，腹泻，腹痛，寒战，头痛，发热	腹泻性贝类中毒（DSP）		
24 h～48 h	呕吐，腹泻，腹痛，神志不清，失忆，失去方向感，惊厥，昏迷	失忆性贝类中毒（ASP）		
10～30 min	头晕、头痛、乏力、视物模糊、恶心、流涎、多汗、瞳孔缩小等，少部分患者可出现面色苍白、上腹部不适、呕吐和胸闷，以及肌束颤动等。严重者可出现肺水肿、脑水肿等	氨基甲酸酯类杀虫剂	血液呕吐物	干燥洁净容器、冷藏保存，如长时间运输，可冷冻（保持样品不变质）
最短 15 min，平均 1～2 h，最长 4～5 h	咽喉及食管烧灼感、腹痛、恶心、呕吐、腹泻呈米汤样或血样。严重者可致脱水、电解质紊乱、休克重度中毒可有急性中毒性脑病表现，严重者尚可因中毒性心肌损害引起猝死，并可出现中毒性肝病中毒后 1～3 周可发生迟发性神经病，表现为肢体麻木或针刺样感觉异常、肌力减弱等，之后尚可出现感觉减退、腓肠肌痉挛疼痛、手足多汗、踝部水肿等。急性中毒一周后可出现糠秕样脱屑、色素沉着等皮肤改变。40～60d 后指趾甲可出现 Mees 纹等	砷的化合物	血液尿液呕吐物	干燥洁净容器、冷藏保存，如长时间运输，可冷冻（保持样品不变质）
最短 15～30 min，一般为 1～3 h	氟化钠：迅速出现剧烈恶心、呕吐、腹痛、腹泻等急性胃肠炎症状，吐泻物常为血性。严重者可发生脑、心、肾、肺等多脏器功能衰竭，甚至可在 2～4 小时内死亡。氟硅酸钠：恶心、呕吐、胃部烧灼感、腹痛、腹泻等症状，继而发生不同程度的胸闷、心悸、眩晕、气促等；中毒明显者口唇发绀、血压下降、抽搐、上消化道出血；严重者可有肺、肝、肾脏器的损害，并可引起休克、多脏器功能衰竭和猝死	氟的无机化合物	尿液血液呕吐物	干燥洁净容器、冷藏保存，如长时间运输，可冷冻（保持样品不变质）
最短 10～15 min，一般 30 min～2 h，最长 4～7 h	恶心、呕吐、头痛、头晕、腹痛、腹泻无力、口干、流涎，可有发热、颜面潮红	霉变谷物中呕吐毒素		
多数<30 min（毒鼠强、毒鼠硅等）30 min 至 2 h（氟乙酰胺、氟乙酸钠及甘氟等）	头痛、头晕、恶心、呕吐、四肢无力等症状，可有局灶性癫痫样发作；重者癫痫样大发作，或精神病样症状，如幻觉、妄想等；严重者癫痫持续状态，或合并其他脏器功能衰竭	致痉挛杀鼠剂（毒鼠强、氟乙酰胺、氟乙酸钠、毒鼠硅、甘氟等）	呕吐物胃内容物	采样量 50 ～100 g，使用具塞玻璃瓶或聚乙烯瓶密闭盛放，加少量 100 g/L 氢氧化钠将氰化物加以固定，干燥洁净容器、冷藏保存，如长时间运输，可冷冻（保持样品不变质）

潜伏期	主要临床表现	致病因子	生物标本	送样保存条件（24 小时内）
			血液	采样量≥10 ml，使用具塞或加盖的塑料瓶；测定血浆中的毒鼠强，血液样品采集后立即用 3000 rpm/min 离心，移取上层血浆，保存和运输条件同上
30 min 至 2 h	轻度：头晕、眼花、恶心、呕吐、腹痛、腹泻、疲乏无力、发热 重度：昏迷、嗜睡、眼球肿胀、震颤、痉挛，可因中枢神经麻痹而死亡	毒麦		
30 min 至 4 h	一般出现恶心、呕吐、腹泻、腹痛等，常伴有出汗、口干、手足麻木、全身乏力、抽搐，部分有发热 轻度：胸闷、头晕 重度：肝、肾、肺、心等脏器损害，可出现蛋白尿、血尿、血便；肝、肺功能异常；间质性肺水肿，血气分析异常；心慌、心肌酶升高、心电图异常，可因心脏停搏而死亡	桐油		
30 min 至 12 h（一般 1～2 h）	一般在食后 1～2 小时内出现症状，初觉苦涩，有流涎、恶心、呕吐、腹痛、腹泻、头痛、头晕、全身无力、呼吸困难、烦躁不安和恐惧感、心悸，严重者昏迷、意识丧失、紫绀、瞳孔散大、惊厥，可因呼吸衰竭致死。部分患者还可出现多发性神经病，主要为双下肢肌肉弛缓无力、肢端麻木、触觉痛觉迟钝等症状	氰苷（苦杏仁、木薯、桃仁）	呕吐物胃内容物 尿液	采样量 50 ～100 g，使用具塞玻璃瓶或聚乙烯瓶密闭盛放，加少量 100 g/L 氢氧化钠将氰化物加以固定，干燥洁净容器、冷藏保存，如长时间运输，可冷冻（保持样品不变质） 采样量≥50 ml，使用具塞或加盖的塑料瓶保存和运输条件同上
1～4 h，最长 8～12 h	轻度：头晕、口渴、咽干、口麻 中度：多言、哭笑无常、恶心、呕吐、幻觉、嗜睡、步态蹒跚、四肢麻木、心率加快、视物不清、复视、瞳孔略大 重度：昏睡，瞳孔明显散大，可出现精神失常	大麻油		
1～12 h（一般为 2～4 h）	咽喉部瘙痒和烧灼感、头晕、乏力、恶心、呕吐、上腹部疼痛、腹泻等，严重者有耳鸣、脱水、体温升高、烦躁不安、谵妄、昏迷、瞳孔散大、脉搏细弱、全身抽搐，可因呼吸麻痹致死	发芽马铃薯（龙葵素）	呕吐物胃内容物	干燥洁净容器、冷藏保存，如长时间运输，可冷冻（保持样品不变质）
2～4 h	恶心、呕吐、腹痛、腹泻；部分可有头晕、头痛、胸闷、心悸、乏力、四肢麻木，甚至电解质紊乱等	菜豆（皂苷，植物凝集素）		
2～8 h	呕吐、头昏、视力障碍、眼球偏侧凝视、阵发性抽搐（表现为四肢强直、屈曲、内旋、手呈鸡爪状）、昏迷	变质甘蔗（节菱孢及 3-硝基丙酸）	变质甘蔗	燥洁净容器、冷藏保存，

潜伏期	主要临床表现	致病因子	生物标本	送样保存条件 （24 小时内）
24 h 内（多数 1～3 h），偶有 2～3 d	中枢神经系统障碍为主要表现，有头痛、头晕、乏力、失眠、精神不振、烦躁、复视、共济失调，可有恐惧表现，严重者意识障碍、昏迷、抽搐等.鼻咽部发干、咽部充血、咳嗽、气短、胸闷、发绀，以及发热、畏寒等，严重者出现肺水肿.恶心、频繁呕吐，呕吐物有特殊电石气臭味，食欲不振，上腹部烧灼痛，腹胀；少数病例有腹泻、黄疸及肝功能异常.早期出现血压降低、休克，可见心肌损害及心律不齐.少数患者有血尿、蛋白尿，个别严重者出现少尿、急性肾功能衰竭	磷的无机化合物	呕吐物 血液 尿液	干燥洁净容器、冷藏保存，如长时间运输，可冷冻（保持样品不变质）
一般为 1～3 d	鼻衄、牙龈出血、皮肤瘀斑及紫癜等症状；中毒明显者可进一步出现血尿、或便血、或阴道出血、或球结膜出血等；严重者可出现消化道大出血、或颅内出血、或咯血等	抗凝血类杀鼠剂（溴敌隆，杀鼠灵，杀鼠醚，杀它仗以及敌鼠、氯敌鼠，杀鼠酮等）	呕吐物 胃内容物 血液	采样量 50～100 g，使用具塞玻璃瓶或聚乙烯瓶密闭盛放，应冷藏保存，如长时间运输，可冷冻 采样量应 10 ml 以上，使用具塞的抗凝试管盛放，保存和运输条件同上

注：1.Cary — Blair 运送培养基适合于肠道样本的保存运送。采集肛拭子标本时，必须使用运送培养基，采样拭子必须插入运送培养基半固体层内，以防干燥。

2.Stuart 运送培养基（或 Amies 亦可）能保持需要复杂营养的菌群的活性。采集鼻拭子标本时，必须使用运送培养基。采样拭子必须插入运送培养基半固体层内，以防干燥。

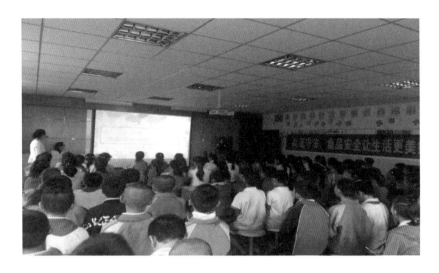

2019 年 6 月，宁夏疾病预防控制中心食品安全监测科相关人员到学校进行食品安全知识宣传

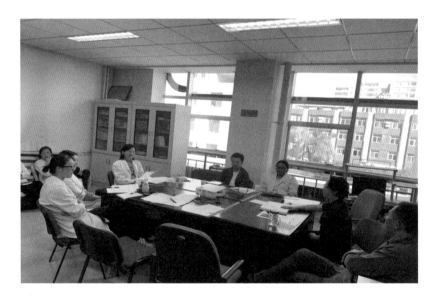

2019 年 9 月 29 日宁夏疾病预防控制中心食品安全监测科、细菌学检验科参与某学校食源性疾病事件现场流行病学调查和检测的人员及 2019 年西部 FETP 学员进行分析讨论和研判

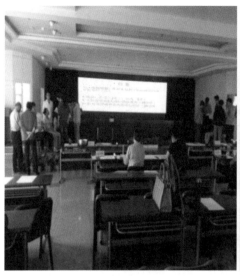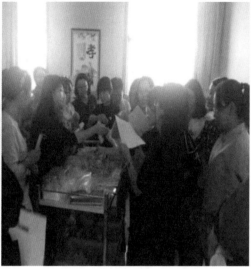

　　2019 年宁夏疾病预防控制中心开展食品安全事故现场流行病学调查培训，采取桌面推演的方式模拟现场调查步骤，学员进行个案调查、选择采样工具

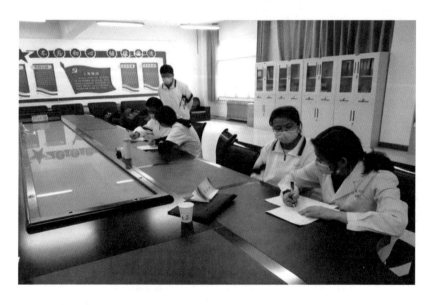

　　2020 年 4 月 28 日宁夏疾病预防控制中心流调人员到六盘山高级中学对学生开展病例对照的个案调查

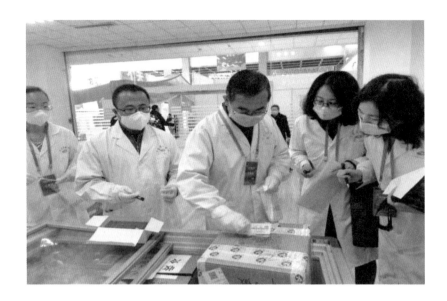

2020 年 10 月 17 日宁夏疾病预防控制中心食品安全监测科流调人员和预防医学检测检验所相关人员到国际会展中心采集冷链食品进行新冠病毒检测

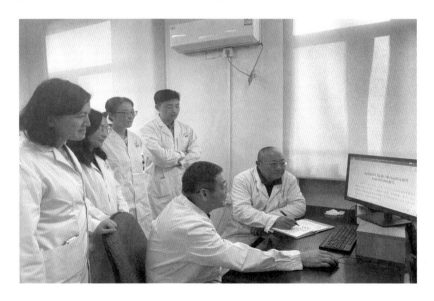

2021 年 3 月宁夏疾病预防控制中心相关人员讨论一起食源性疾病事件